Semplicemente Svezzare:

Guida Pratica per l'Introduzione degli Alimenti Solidi nel 2024"

Capitoli:

3. Fondamenti Nutrizionali

4. Introduzione dei Primi Alimenti Solidi

5. Progressione e Variazione della Dieta

- Coinvolgimento della famiglia e della comunità

9. Approfondimenti sull'Alimentazione Infantile

- Approfondimenti sulla ricerca recente

- Trend e pratiche emergenti nel 2024

- Risorse aggiuntive per genitori e caregiver

10. Lo Svezzamento Come Esperienza Empatica e Condivisa

- Importanza dell'empatia durante lo svezzamento

- Ruolo dei genitori e dei caregiver nel sostenere il bambino

- Creare un ambiente positivo e amorevole durante i pasti

11. Conclusioni e Prospettive Future

- Riflessioni sull'esperienza di svezzamento nel 2024

- Sviluppi futuri nell'alimentazione infantile

- Auguri per una vita sana e felice al bambino

Carissimi Stefano, Laura, Davide e Carmela,

Con affetto sincero, desidero dedicare queste parole al vostro prezioso bambino. Che la luce del suo sorriso possa illuminare ogni giorno delle vostre vite, portando gioia, amore e speranza. Che ogni passo che compie sia avvolto dall'abbraccio amorevole della vostra famiglia e che ogni sogno che coltiva diventi realtà. Che cresca con la forza di un leone e la dolcezza di un angelo, portando con sé il dono della felicità e del benessere. Che il vostro amore lo accompagni sempre lungo il suo cammino, rendendo ogni momento un'avventura meravigliosa da vivere insieme.

Con tutto il cuore,

Ettore Bartolomeo

1 Introduzione allo Svezzamento

Lo svezzamento è un momento cruciale nello sviluppo di un bambino, segnando il passaggio dall'allattamento esclusivo o dal consumo di latte materno o formula a una dieta più diversificata che include alimenti solidi. Questa fase non è solo un momento di transizione nutrizionale, ma anche un'opportunità per il bambino di esplorare nuovi sapori, testare diverse consistenze e sviluppare abilità motorie e cognitive legate all'alimentazione.

Nel 2024, l'approccio allo svezzamento continua a evolversi, incorporando nuove evidenze scientifiche, pratiche innovative e una maggiore consapevolezza dell'importanza di una dieta equilibrata fin dai primi anni di vita. Con l'accesso a informazioni sempre più dettagliate e risorse pratiche, i genitori hanno la possibilità di supportare il bambino in questo viaggio nutrizionale in modo sicuro, rispettoso e gratificante.

Questa guida si propone di fornire una panoramica

completa dello svezzamento nel contesto del 2024, offrendo consigli pratici, suggerimenti basati sull'evidenza e approfondimenti su temi cruciali come la scelta degli alimenti, la gestione delle allergie alimentari e lo sviluppo delle abilità alimentari del bambino. Attraverso una comprensione approfondita delle esigenze del bambino, una comunicazione aperta con professionisti sanitari e un ambiente positivo e amorevole durante i pasti, lo svezzamento può diventare un'esperienza empatica e condivisa che promuove la salute e il benessere a lungo termine del bambino.

LO SVEZZAMENTO

Il termine "svezzamento" si riferisce al processo attraverso il quale un bambino inizia a integrare alimenti solidi nella sua dieta, progressivamente riducendo la dipendenza dall'allattamento al seno o dalla formula per la nutrizione. In altre parole, lo svezzamento segna il passaggio da una dieta esclusivamente liquida a una che include una varietà di cibi solidi. Questa fase è solitamente introdotta intorno ai 4-6 mesi di età, quando il bambino mostra segni di prontezza e interesse per il cibo solido, come la capacità di tenere la testa eretta, il riflesso di estrusione (spingere il cibo fuori dalla bocca con la lingua) che si attenua e l'interesse verso il cibo degli adulti.

Lo svezzamento è un momento cruciale nello sviluppo del bambino, in quanto introduce nuovi sapori, testa le capacità motorie e sensoriali e fornisce nutrienti essenziali per la crescita e lo sviluppo. È importante che lo svezzamento avvenga in modo graduale e rispettoso delle esigenze del bambino, con un'attenzione particolare alla sicurezza alimentare e alla prevenzione delle allergie.

Il processo di svezzamento può variare da bambino a bambino, e può richiedere tempo e pazienza da parte dei genitori e dei caregiver. Tuttavia, è un passaggio naturale e importante nell'autonomia alimentare del bambino, che apre la strada a una dieta varia e bilanciata che sostiene la sua crescita e sviluppo.

Importanza dello svezzamento

L'importanza dello svezzamento risiede in diversi aspetti fondamentali per lo sviluppo sano e armonioso del bambino:

1. Introduzione di nutrienti essenziali: Lo svezzamento consente al bambino di ampliare la sua gamma di alimenti, introducendo nutrienti essenziali che possono essere limitati nel latte materno o nella formula. Alimenti come frutta, verdura, cereali integrali, proteine e grassi sani forniscono al bambino una varietà di vitamine, minerali e altri nutrienti cruciali per la crescita e lo sviluppo.

2. Sviluppo delle abilità motorie e cognitive: Mangiare cibi solidi richiede al bambino di sviluppare abilità motorie fini e grossolane, come il coordinamento mano-bocca e la masticazione. Questo processo aiuta anche a migliorare le capacità cognitive, poiché il bambino inizia a esplorare diverse consistenze, sapori e colori dei cibi.

3. Promozione dell'autonomia alimentare: Lo svezzamento offre al bambino la possibilità di sperimentare l'autonomia nell'alimentazione. Attraverso il processo di auto-alimentazione, il bambino impara a regolare il proprio apporto alimentare, a sviluppare preferenze alimentari individuali e a prendere decisioni riguardo a ciò che mangia.

4. Prevenzione delle carenze nutrizionali: Una dieta varia e bilanciata introdotta durante lo svezzamento può contribuire a prevenire carenze nutrizionali nel bambino. L'assunzione di una vasta gamma di alimenti fornisce al bambino tutti i nutrienti di cui ha bisogno per crescere sano e forte.

5. Creazione di abitudini alimentari salutari: Le abitudini alimentari formate durante lo svezzamento possono influenzare le preferenze alimentari e le scelte nutrizionali del bambino anche in età adulta. Introdurre cibi nutrienti e incoraggiare un rapporto positivo con il cibo durante lo svezzamento può contribuire a creare basi solide per una dieta sana e equilibrata nel lungo termine.

In sintesi, lo svezzamento rappresenta un importante traguardo nello sviluppo del bambino, offrendo opportunità per la crescita fisica, cognitiva ed emotiva, nonché per la formazione di abitudini alimentari salutari che possono durare per tutta la vita.

Obiettivi dello svezzamento nel 2024

Nel 2024, gli obiettivi dello svezzamento si concentrano su una serie di principi fondamentali che riflettono le migliori pratiche e le conoscenze attuali nel campo della nutrizione infantile e dello sviluppo del bambino. Alcuni degli obiettivi principali includono:

1. Introduzione graduale degli alimenti solidi: Lo svezzamento nel 2024 incoraggia una transizione graduale verso alimenti solidi, iniziando con alimenti adatti all'età e alla capacità di masticazione del bambino. Questo approccio permette al bambino di adattarsi progressivamente alla nuova dieta e riduce il rischio di problemi digestivi o di rifiuto del cibo.

2. Fornire una varietà di nutrienti: Un obiettivo chiave dello svezzamento è garantire che il bambino riceva una vasta gamma di nutrienti essenziali per sostenere la crescita e lo sviluppo ottimali. Questo include la presentazione di alimenti ricchi di proteine, carboidrati, grassi sani, vitamine e minerali attraverso una dieta equilibrata e diversificata.

3. Promuovere l'autonomia alimentare: Nel 2024, si cerca di incoraggiare l'autonomia alimentare fin dai primi stadi dello svezzamento. Questo significa consentire al bambino di esplorare autonomamente i cibi, sviluppando abilità motorie e cognitive e prendendo decisioni riguardo a ciò che mangia. L'auto-alimentazione viene incoraggiata quando possibile, per favorire l'indipendenza e l'autoregolazione nell'alimentazione.

4. Prevenzione delle allergie alimentari: Un obiettivo cruciale dello svezzamento è ridurre il rischio di sviluppare allergie alimentari attraverso l'introduzione graduale e controllata degli alimenti allergenici. Nel 2024, si presta particolare attenzione alla prevenzione delle allergie alimentari, con linee guida che incoraggiano una varietà di alimenti e la consultazione con un pediatra o un allergologo pediatrico in caso di preoccupazioni riguardo alle allergie alimentari.

5. Favorire un rapporto positivo con il cibo: Lo svezzamento nel 2024 mira a creare un ambiente positivo e piacevole durante i pasti, dove il cibo è visto come fonte di nutrimento e piacere. Si cerca di evitare la pressione sui bambini riguardo all'alimentazione e di promuovere un approccio

rilassato e senza stress ai pasti, incoraggiando il gioco, l'esplorazione e il coinvolgimento familiare durante l'alimentazione.

In sintesi, gli obiettivi dello svezzamento nel 2024 riflettono un approccio olistico che mira a promuovere la salute e il benessere del bambino attraverso una dieta diversificata, l'autonomia alimentare e un rapporto positivo con il cibo fin dai primi stadi dello sviluppo.

2 **Preparazione per lo Svezzamento**

La preparazione per lo svezzamento è un passaggio importante che richiede attenzione e pianificazione da parte dei genitori e dei caregiver. Ecco alcuni passaggi da considerare durante la preparazione per lo svezzamento nel 2024:

1. Consulto con il pediatra: Prima di iniziare lo svezzamento, è consigliabile consultare il pediatra per ottenere informazioni personalizzate sul momento migliore per iniziare e sulle specifiche esigenze del bambino. Il pediatra può offrire consulenza sulla prontezza del bambino per l'introduzione degli alimenti solidi e fornire raccomandazioni individualizzate in base alla salute e allo sviluppo del bambino.

2. Prontezza del bambino: Osservare i segni di prontezza del bambino per lo svezzamento è fondamentale. Questi segnali includono la capacità di mantenere la testa eretta, il riflesso di estrusione attenuato e un interesse crescente per il cibo degli adulti durante i pasti. Iniziare lo svezzamento quando il bambino mostra segni di prontezza può facilitare il processo e ridurre il rischio di rifiuto del cibo.

3. Acquisto di attrezzature e alimenti: Prima

di iniziare lo svezzamento, assicurarsi di avere a disposizione le attrezzature necessarie, come seggioloni, piatti e posate per bambini, tazze con beccuccio morbido e frullatori o robot da cucina per preparare gli alimenti. Inoltre, è importante acquistare una varietà di alimenti adatti allo svezzamento, come frutta e verdura fresca, cereali integrali, carne, pesce, legumi e latticini adatti all'età del bambino.

4. Pianificazione dei pasti: Preparare un piano alimentare per lo svezzamento può aiutare a garantire una dieta equilibrata e diversificata per il bambino. Considerare la varietà di alimenti da introdurre, le consistenze appropriate per l'età del bambino e le eventuali restrizioni alimentari o preferenze personali. Organizzare i pasti in anticipo può semplificare il processo di preparazione e assicurare che il bambino riceva tutti i nutrienti necessari.

5. Educazione sui principi dello svezzamento: Prima di iniziare lo svezzamento, informarsi sui principi fondamentali dello svezzamento sicuro e salutare nel 2024. Ciò include l'introduzione graduale degli alimenti solidi, la prevenzione delle allergie alimentari, l'encouragement dell'autonomia alimentare e la creazione di un ambiente positivo e piacevole durante i pasti.

6. Coinvolgimento della famiglia: Coinvolgere la famiglia e i caregiver nel processo di svezzamento può rendere l'esperienza più piacevole e supportiva per il bambino. Condividere informazioni, idee e esperienze riguardo allo svezzamento può favorire una maggiore consapevolezza e collaborazione nella promozione della salute e del benessere del bambino.

Prepararsi adeguatamente per lo svezzamento può contribuire a facilitare il processo e garantire che il bambino riceva una dieta equilibrata e diversificata che sostiene la crescita e lo sviluppo ottimali.

Consulto con il pediatra

Il consulto con il pediatra è un passaggio fondamentale nella preparazione per lo svezzamento. Ecco alcuni punti chiave da considerare durante questa fase:

1. Valutazione della prontezza del bambino: Il pediatra può aiutare a valutare la prontezza del bambino per lo svezzamento. Questo include osservare segni di sviluppo fisico e comportamentale che indicano che il bambino è pronto per iniziare a mangiare cibi solidi. Questi segnali possono includere la capacità di mantenere la testa eretta, la perdita del riflesso di estrusione e un interesse crescente per il cibo solido.

2. Raccomandazioni individualizzate: Ogni bambino è un individuo unico, con esigenze e tempi di sviluppo diversi. Il pediatra può fornire raccomandazioni individualizzate basate sullo stato di salute, lo sviluppo e le esigenze nutrizionali specifiche del bambino. Ciò può includere consigli su quando iniziare lo svezzamento, quali alimenti introdurre per primi e come gestire eventuali allergie alimentari o altre preoccupazioni di salute.

3. Prevenzione delle carenze nutrizionali: Durante il consulto, il pediatra può discutere l'importanza di

una dieta equilibrata e diversificata per il bambino e fornire informazioni su come garantire che il bambino riceva tutti i nutrienti essenziali per la crescita e lo sviluppo. Questo può includere consigli su quali alimenti introdurre per garantire una varietà di nutrienti, come ferro, calcio, proteine e vitamine.

4. Gestione delle allergie alimentari: Il pediatra può fornire informazioni e consulenza sulla prevenzione delle allergie alimentari durante lo svezzamento. Questo può includere consigli su come introdurre gradualmente alimenti allergenici, come latte, uova, arachidi e frutti di mare, per ridurre il rischio di sviluppare allergie alimentari. In caso di preoccupazioni riguardo alle allergie alimentari, il pediatra può consigliare test di allergia appropriati o ulteriori precauzioni.

5. Monitoraggio del progresso: Dopo aver iniziato lo svezzamento, il pediatra può monitorare il progresso del bambino e fornire feedback e supporto continuo. Questo può includere valutazioni regolari della crescita, dello sviluppo e dell'alimentazione del bambino, nonché opportunità per discutere eventuali preoccupazioni o domande riguardo allo svezzamento.

In sintesi, il consulto con il pediatra è un passaggio cruciale nella preparazione per lo svezzamento, poiché fornisce consulenza personalizzata e supporto per garantire una transizione sicura e sana verso una dieta solidi per il bambino.

PRONTEZZA DEL BAMBINO

La valutazione della prontezza del bambino è un passaggio importante nella preparazione per lo svezzamento. Qui ci sono alcuni segnali di prontezza che i genitori e i caregiver dovrebbero osservare prima di iniziare lo svezzamento:

1. Capacità di mantenere la testa eretta: Il bambino dovrebbe essere in grado di tenere la testa eretta in modo stabile mentre è seduto con il supporto, il che indica che ha sviluppato una buona forza muscolare del collo e del tronco.

2. Perdita del riflesso di estrusione: Il riflesso di estrusione è un riflesso naturale dei neonati che fa sì che spingano fuori con la lingua qualsiasi cibo solido o semi-solido che entra nella bocca. Prima di iniziare lo svezzamento, il bambino dovrebbe mostrare segni di attenuazione di questo riflesso, il che significa che sarà in grado di mangiare cibi solidi senza rischiare di soffocare.

3. Interesse per il cibo: Il bambino potrebbe dimostrare un interesse crescente per il cibo solido, osservando gli adulti durante i pasti, seguendo il

cibo con lo sguardo o mettendo in bocca oggetti che assomigliano a cibo.

4. Capacità di fare movimenti di masticazione: Anche se il bambino potrebbe non avere ancora i denti, potrebbe fare movimenti di masticazione con la bocca o con la lingua, indicando che è pronto a iniziare a sperimentare cibi solidi.

5. Età appropriata: Anche se è importante guardare ai segni di prontezza del bambino, l'età è anche un fattore da considerare. Molti bambini sono pronti per lo svezzamento intorno ai 6 mesi di età, ma alcuni potrebbero essere pronti prima, mentre altri potrebbero richiedere più tempo.

6. Crescita e sviluppo generale: Oltre ai segnali specifici di prontezza per lo svezzamento, è importante considerare anche il crescere e lo sviluppo generale del bambino. Un bambino che è in buona salute, che sta crescendo e sviluppando normalmente è probabilmente pronto per iniziare lo svezzamento.

Osservare attentamente questi segnali e consultare il pediatra per ulteriori indicazioni possono aiutare i genitori e i caregiver a determinare il momento giusto per iniziare lo svezzamento e adottare un approccio sicuro e rispettoso verso l'introduzione di cibi solidi nella dieta del bambino.

Acquisto di attrezzature e alimenti

L'acquisto di attrezzature e alimenti è un passaggio importante nella preparazione per lo svezzamento. Ecco una lista di attrezzature e alimenti che possono essere utili durante questa fase:

Attrezzature:

1. Seggiolone: Un seggiolone stabile e sicuro è essenziale per permettere al bambino di sedersi comodamente durante i pasti.

2. Piatti e posate per bambini: Piatti e posate appositamente progettati per i bambini possono essere utili per facilitare il processo di alimentazione e incoraggiare l'indipendenza.

3. Tazze con beccuccio morbido: Le tazze con beccuccio morbido sono adatte per i bambini più piccoli che iniziano a bere da una tazza.

4. Frullatore o robot da cucina: Un frullatore o un robot da cucina può essere utile per preparare cibi per il bambino, come puree di frutta e verdura o pasti omogeneizzati.

5. Contenitori per conservare il cibo: Contenitori per conservare porzioni di cibo preparato possono essere utili per preparare pasti in anticipo e conservarli in frigorifero o freezer.

6. Salviettine o panni per la pulizia: Salviettine umidificate o panni per la pulizia sono utili per pulire il viso e le mani del bambino durante i pasti.

Alimenti:

1. Frutta e verdura fresca: Frutta e verdura fresca sono ricche di vitamine, minerali e fibre e possono essere adattate alla dieta del bambino in modo sicuro.

2. Cereali integrali: Cereali integrali come riso integrale, farro, orzo e quinoa possono essere una fonte di carboidrati complessi per il bambino.

3. Carne, pesce e legumi: Fonti proteiche come carne magra, pesce e legumi forniscono al bambino proteine essenziali per la crescita e lo sviluppo.

4. Latticini: Prodotti lattiero-caseari come yogurt naturale o formaggio fresco possono essere introdotti nella dieta del bambino per fornire calcio e proteine.

5. Olio d'oliva o olio di semi: Un piccolo quantitativo di olio d'oliva o olio di semi può essere aggiunto ai pasti del bambino per fornire grassi sani.

3 Fondamenti nutrizionali

I fondamenti nutrizionali sono cruciali durante lo svezzamento, poiché durante questa fase il bambino inizia a integrare alimenti solidi nella sua dieta per soddisfare le sue crescenti esigenze nutritive. Ecco alcuni principi fondamentali da considerare:

1. **Nutrienti essenziali**: Durante lo svezzamento, è importante garantire che il bambino riceva una vasta gamma di nutrienti essenziali per il suo sano sviluppo. Questi includono proteine, carboidrati, grassi, vitamine, minerali e fibre.

2. **Consistenza e texture**: Inizialmente, il cibo per lo svezzamento viene solitamente presentato sotto forma di purea o pastella, in modo che sia facile per il bambino mangiarlo e digerirlo. Con il tempo, è importante introdurre una varietà di consistenze e texture per aiutare a sviluppare le abilità motorie e di masticazione del bambino.

3. **Quantità adeguata**: Durante lo svezzamento, il bambino dovrebbe ricevere quantità adeguate di cibo per soddisfare le sue crescenti esigenze

energetiche e nutritive. Le quantità possono variare da bambino a bambino, quindi è importante osservare i segnali di fame e sazietà del bambino e regolare di conseguenza le porzioni.

4. **Alimenti ricchi di ferro**: Il ferro è un nutriente critico per lo sviluppo cognitivo e fisico del bambino. Durante lo svezzamento, è importante introdurre alimenti ricchi di ferro, come carne, pesce, legumi, tofu e cereali integrali, per soddisfare le esigenze di ferro del bambino.

5. **Promozione dell'assunzione di calcio**: Il calcio è essenziale per la salute delle ossa e dei denti del bambino. Durante lo svezzamento, è importante includere alimenti ricchi di calcio, come latticini, verdure a foglia verde, tofu e mandorle, nella dieta del bambino.

6. **Evitare il sale e lo zucchero aggiunto**: Durante

lo svezzamento, è importante limitare l'assunzione di sale e zucchero aggiunto nel cibo del bambino. L'eccesso di sale può influenzare i gusti del bambino e aumentare il rischio di ipertensione, mentre l'eccesso di zucchero può contribuire al rischio di obesità e carie dentali.

7. **Introduzione graduale degli allergeni**: La ricerca suggerisce che l'introduzione graduale di alimenti potenzialmente allergenici, come arachidi, uova, latte, pesce e frutti di mare, durante lo svezzamento può aiutare a ridurre il rischio di sviluppare allergie alimentari. Tuttavia, è importante consultare il pediatra prima di introdurre questi alimenti nella dieta del bambino, specialmente se ci sono precedenti di allergie alimentari nella famiglia.

Assicurarsi di fornire una dieta varia, equilibrata e adatta all'età del bambino durante lo svezzamento è fondamentale per soddisfare le sue crescenti esigenze nutritive e promuovere una crescita e uno sviluppo sani. Consultare un pediatra o un nutrizionista pediatrico può fornire ulteriori consigli e raccomandazioni personalizzate per le esigenze specifiche del bambino.

Nutrienti essenziali per lo sviluppo del bambino

I nutrienti essenziali per lo sviluppo del bambino sono fondamentali per la crescita sana e il corretto funzionamento del corpo. Ecco una panoramica dei principali nutrienti e del loro ruolo nello sviluppo del bambino:

1. **Proteine**: Le proteine sono i mattoni fondamentali per la crescita e la riparazione dei tessuti nel corpo. Sono essenziali per la formazione di muscoli, ossa, pelle e organi. Fonti proteiche includono carne, pesce, uova, latticini, legumi e tofu.

2.

2. **Carboidrati**: I carboidrati forniscono energia al corpo e al cervello del bambino. Fonti di carboidrati includono cereali integrali, pane integrale, riso integrale, pasta integrale, frutta e verdura.

3. **Grassi**: I grassi sono essenziali per la salute del cervello e del sistema nervoso, nonché per l'assorbimento delle vitamine liposolubili (A, D, E, K). Fonti di grassi sani includono olio d'oliva, avocado, semi, noci, pesce grasso e latticini.

4. **Vitamine e minerali**: Le vitamine e i minerali svolgono una serie di funzioni cruciali nello sviluppo del bambino, inclusi il supporto del sistema immunitario, la formazione delle ossa, la coagulazione del sangue e la salute degli occhi e della pelle. Alcune vitamine e minerali importanti includono vitamina A, vitamina C, vitamina D, calcio, ferro e zinco. Questi nutrienti si trovano in una varietà di alimenti, compresi frutta, verdura, latticini, carne, pesce, cereali integrali e legumi.

5. **Ferro**: L'ferro è particolarmente importante per lo sviluppo cognitivo e il trasporto dell'ossigeno nel sangue. Fonti di ferro includono carne rossa, pollame, pesce, legumi, tofu, verdure a foglia verde scuro e cereali fortificati.

6. **Calcio**: Il calcio è essenziale per la salute delle ossa e dei denti, oltre a svolgere un ruolo importante nella contrazione muscolare e nella trasmissione nervosa. Fonti di calcio includono latticini, verdure a foglia verde, tofu, pesce con le ossa (come il salmone

in scatola) e cereali fortificati.

7. **Acidi grassi omega-3**: Gli acidi grassi omega-3 sono importanti per lo sviluppo del cervello e della vista. Fonti di omega-3 includono pesce grasso (come salmone, sgombro e sardine), semi di lino, olio di pesce e alghe.

Assicurarsi che il bambino riceva una dieta equilibrata che includa una varietà di alimenti ricchi di questi nutrienti essenziali è fondamentale per favorire una crescita e uno sviluppo sani. In caso di dubbi o preoccupazioni riguardo alla dieta del bambino, è consigliabile consultare un pediatra o un nutrizionista pediatrico.

Linee guida per una dieta bilanciata

Ecco alcune linee guida generali per una dieta bilanciata per bambini nel 2024:

1. **Varietà di alimenti**: Assicurati che la dieta del bambino includa una vasta gamma di alimenti provenienti da tutti i gruppi alimentari, compresi frutta, verdura, cereali integrali, proteine magre e latticini o alternative non casearie. Questo assicura l'assunzione di tutti i nutrienti essenziali necessari per la crescita e lo sviluppo.

2.

2. **Frutta e verdura**: Incoraggia il consumo quotidiano di una varietà di frutta e verdura. Questi alimenti forniscono fibre, vitamine, minerali e antiossidanti essenziali per la salute. Cerca di offrire una gamma di colori e tipi di frutta e verdura per massimizzare l'assunzione di nutrienti diversi.

3. **Cereali integrali**: Scegliere cereali integrali invece di quelli raffinati può aumentare l'assunzione di fibre, vitamine del complesso B e minerali. Opta per pane integrale, pasta integrale, riso integrale, fiocchi d'avena e altri cereali integrali.

4. **Proteine magre**: Assicurati che il bambino riceva abbastanza proteine per sostenere la crescita muscolare e lo sviluppo. Fonti di proteine magre includono carne magra, pollame senza pelle, pesce, uova, legumi, tofu e latticini a basso contenuto di grassi.

5. **Grassi sani**: Includi grassi sani nella dieta del bambino, come grassi monoinsaturi e polinsaturi trovati in alimenti come olio d'oliva, avocado, semi, noci e pesce grasso. Limita i grassi saturi e trans, che sono associati a un aumento del rischio di malattie cardiache.

6. **Limitare sale e zucchero**: Limita l'assunzione di sale e zucchero aggiunto nella dieta del

bambino. Troppo sale può aumentare il rischio di ipertensione, mentre troppo zucchero può contribuire all'obesità e alle carie dentali. Utilizza erbe e spezie per aggiungere sapore ai pasti e limita l'uso di cibi e bevande con zuccheri aggiunti.

7. **Idratazione**: Assicurati che il bambino beva abbastanza liquidi durante il giorno per mantenere l'idratazione. L'acqua è la scelta migliore, ma il latte e il succo di frutta al 100% possono essere bevuti con moderazione.

8. **Porzioni appropriate**: Adatta le dimensioni delle porzioni alle esigenze del bambino, tenendo conto dell'età, del livello di attività e del metabolismo. Evita di incoraggiare il sovraconsumo o l'eccesso di cibo.

9. **Coinvolgimento del bambino**: Coinvolgi il bambino nel processo di selezione e preparazione

dei pasti quando possibile. Questo può aumentare la sua motivazione a provare nuovi cibi e sviluppare abitudini alimentari sane.

10. **Flessibilità e moderazione**: Mantieni un approccio flessibile e moderato alla dieta del bambino. Non c'è bisogno di essere troppo rigidi o restrittivi; piuttosto, cerca un equilibrio che favorisca la salute e il benessere generale del bambino.

Seguire queste linee guida può aiutare a garantire che il bambino riceva una dieta bilanciata e nutriente che supporti una crescita e uno sviluppo sani nel 2024.

4   Introduzione dei Primi Alimenti Solidi

L'introduzione dei primi alimenti solidi è un momento emozionante nel percorso di crescita del bambino. Ecco alcuni passaggi da seguire durante questo processo nel 2024:

1. **Tempismo appropriato**: In generale, si raccomanda di iniziare lo svezzamento intorno ai 6 mesi di età del bambino. A questa età, il sistema digestivo del bambino è sufficientemente sviluppato per gestire alimenti solidi e ha bisogno di nutrienti supplementari oltre al latte materno o artificiale per sostenere la crescita.

2. **Segnali di prontezza**: Prima di iniziare lo svezzamento, osserva i segnali di prontezza del bambino. Questi includono la capacità di sedersi da solo con un minimo di supporto, la perdita del riflesso di estrusione (quando il bambino spinge automaticamente il cibo solido fuori dalla bocca) e un interesse crescente per il cibo degli adulti durante i pasti.

3. **Scelta dei primi alimenti**: Inizia con alimenti semplici e facili da digerire. Alcuni buoni esempi

includono purea di frutta o verdura, come banana, mela, carota o patata dolce. Puoi anche optare per cereali di riso o di grano integrale mescolati con latte materno, latte artificiale o acqua.

4. **Presentazione graduale**: Introduci i nuovi alimenti uno alla volta e attendi alcuni giorni prima di introdurne un altro. Questo ti permetterà di monitorare eventuali reazioni allergiche o problemi digestivi che potrebbero sorgere e identificare facilmente il cibo responsabile.

5. **Consistenza e texture**: Inizialmente, il cibo dovrebbe essere molto liscio e morbido, simile alla consistenza del latte materno o artificiale. Man mano che il bambino si abitua a mangiare cibi solidi, puoi gradualmente aumentare la consistenza, offrendo purea con pezzetti più grandi o cibi schiacciati.

6. **Frequenza dei pasti**: All'inizio, potresti offrire una volta al giorno una piccola quantità di cibo solido al bambino, aumentando gradualmente fino a raggiungere due o tre pasti solidi al giorno, oltre al latte materno o artificiale.

7. **Attese realistiche**: Sii paziente e comprensivo durante il processo di introduzione dei primi alimenti solidi. Alcuni bambini potrebbero accettare

subito i nuovi cibi, mentre altri potrebbero essere più esigenti o rifiutarli inizialmente. Continua a offrire una varietà di cibi e mantieni un'atmosfera positiva e rilassata durante i pasti.

8. **Coinvolgimento del bambino**: Lascia che il bambino esplori e giochi con il cibo durante i pasti. Questo può incoraggiare l'interesse e l'autonomia alimentare del bambino, oltre a favorire lo sviluppo delle abilità motorie e cognitive.

Seguendo questi suggerimenti, puoi facilitare una transizione senza problemi verso i primi alimenti solidi per il tuo bambino nel 2024, contribuendo così al suo sano sviluppo e alla sua crescita.

Momento ideale per iniziare

Il momento ideale per iniziare lo svezzamento può variare da bambino a bambino e dipende da diversi fattori, inclusi i segnali di prontezza del bambino e le raccomandazioni del pediatra. Tuttavia, ci sono alcune linee guida generali che possono aiutare a determinare quando iniziare lo svezzamento:

1. **Intorno ai 6 mesi**: La maggior parte dei bambini è pronta per iniziare lo svezzamento intorno ai 6 mesi di età. A questa età, il sistema digestivo del bambino è sufficientemente sviluppato per digerire alimenti solidi e ha bisogno di nutrienti aggiuntivi oltre al latte materno o artificiale per sostenere la crescita.ù

2. **Segnali di prontezza**: Osserva i segnali di prontezza del tuo bambino. Questi possono includere la capacità di sedersi da solo con un minimo di supporto, la perdita del riflesso di estrusione (quando il bambino spinge automaticamente il cibo solido fuori dalla bocca) e un interesse crescente per il cibo degli adulti durante i pasti.

3. **Sviluppo motorio**: Assicurati che il bambino abbia sviluppato le abilità motorie necessarie per mangiare cibi solidi. Questo include la capacità di tenere la testa eretta, di muovere la lingua in modo coordinato e di fare movimenti di deglutizione.

4. **Crescita e sviluppo generale**: Considera anche il crescere e lo sviluppo generale del tuo bambino. Un bambino che è in buona salute, che sta crescendo e sviluppando normalmente, è probabilmente pronto per iniziare lo svezzamento intorno ai 6 mesi di età.

5. **Consulto con il pediatra**: Prima di iniziare lo svezzamento, è consigliabile consultare il pediatra per ottenere informazioni personalizzate sul momento migliore per iniziare e sulle specifiche esigenze del bambino. Il pediatra può offrire consulenza sulla prontezza del bambino per l'introduzione degli alimenti solidi e fornire raccomandazioni individualizzate in base alla salute

e allo sviluppo del bambino.

Seguire queste linee guida può aiutare a garantire una transizione sicura e sana verso lo svezzamento per il tuo bambino. Tuttavia, è importante ricordare che ogni bambino è un individuo unico e che potrebbe essere pronto per lo svezzamento in momenti leggermente diversi. Presta attenzione ai segnali del tuo bambino e segui le sue esigenze e il suo ritmo di sviluppo.

Scelta del primo cibo solido

La scelta del primo cibo solido per il tuo bambino è un passo importante nello svezzamento. Ecco alcuni suggerimenti per scegliere il miglior cibo per questo

momento:

1. **Cibi adatti all'età**: Opta per cibi che sono adatti all'età e alla fase di sviluppo del tuo bambino. All'inizio, i cibi dovrebbero essere morbidi, facilmente digeribili e non troppo complicati da masticare o ingoiare.

2. **Purea di frutta o verdura**: Molte famiglie iniziano con purea di frutta o verdura, come banana, mela, pera, carota o patata dolce. Questi cibi sono dolci e piacevoli per il palato del bambino e sono ricchi di nutrienti essenziali come vitamine e fibre.

3. **Cereali per bambini**: I cereali per bambini, come quelli di riso o grano integrale, possono essere una scelta eccellente per i primi cibi solidi. Sono spesso arricchiti con ferro e altre vitamine essenziali e possono essere mescolati con latte materno, formula o acqua per creare una consistenza liscia e facile da mangiare.

4. **Avocado**: L'avocado è un'altra opzione popolare per il primo cibo solido. È ricco di grassi sani, vitamine e minerali, ed è morbido e facile da schiacciare in una consistenza adatta al bambino.

5. **Tofu o yogurt intero**: Se il tuo bambino sta iniziando lo svezzamento intorno ai 6 mesi e sei aperto all'introduzione di cibi proteici, il tofu sbriciolato o lo yogurt intero possono essere opzioni nutrienti e facili da mangiare.

6. **Piccole porzioni**: Quando offri il primo cibo solido al tuo bambino, inizia con piccole porzioni per valutare la reazione del bambino e prevenire il rischio di soffocamento.

7. **Introduzione graduale**: Introduci un nuovo cibo alla volta e attendi alcuni giorni prima di introdurne un altro. Questo ti permetterà di monitorare eventuali reazioni allergiche o problemi digestivi che potrebbero sorgere e identificare facilmente il cibo responsabile.

8. **Attenzione alle allergie alimentari**: Se ci sono antecedenti familiari di allergie alimentari o se il bambino mostra segni di sensibilità alimentare, consulta il pediatra prima di introdurre nuovi cibi nella dieta del bambino.

Scegliere il primo cibo solido per il tuo bambino può essere emozionante, ma anche un po' spaventoso. Assicurati di seguire i segnali di prontezza del tuo bambino, di optare per cibi nutrienti e facili da digerire e di introdurre gradualmente nuovi alimenti per garantire una transizione sicura e sana verso lo svezzamento.

Tecniche di introduzione

Ecco alcune tecniche utili per l'introduzione dei primi cibi solidi durante lo svezzamento:

1. **Pianifica un momento tranquillo**: Scegli un momento in cui il bambino è sveglio, tranquillo e non affamato per introdurre il nuovo cibo. Evita di farlo quando il bambino è troppo affamato o troppo stanco.

2. **Crea un'atmosfera positiva**: Assicurati che l'ambiente sia rilassato e piacevole durante i pasti. Usa un linguaggio positivo e rassicurante e mantieni un tono calmo e gentile mentre introduci il nuovo cibo al tuo bambino.

3. **Offri il cibo con un cucchiaio**: Inizia offrendo piccole quantità del nuovo cibo con un cucchiaio morbido per bambini. Assicurati che la consistenza sia liscia e facile da mangiare, specialmente all'inizio.

4. **Sii paziente**: Sii paziente e preparati a offrire il cibo più volte prima che il bambino accetti di provarlo. Alcuni bambini potrebbero mostrare resistenza iniziale o rifiutare il cibo, ma con il tempo potrebbero abituarsi e iniziare ad accettarlo.

5. **Segui il ritmo del bambino**: Rispetta il ritmo del bambino durante i pasti. Non forzare il bambino a mangiare se non è interessato o se mostra segni di sazietà. Lascia che il bambino esplori il cibo con le proprie mani e decida quanto mangiare.

6. **Sperimenta con diverse consistenze**: Con il tempo, puoi gradualmente aumentare la consistenza del cibo per aiutare il bambino a sviluppare le abilità di masticazione e deglutizione. Inizia con cibi molto morbidi e lisci e passa a cibi più solidi e con pezzi più grandi man mano che il bambino diventa più abile.

7. **Offri una varietà di cibi**: Introduci una varietà di cibi sani e nutrienti nella dieta del bambino per garantire un'ampia gamma di nutrienti. Prova a offrire cibi di diversi colori, sapori e texture per

stimolare l'interesse e la curiosità del bambino.

8. **Coinvolgi il bambino**: Lascia che il bambino esplori il cibo con le proprie mani e faccia esperienza con i diversi sapori e consistenze. Coinvolgi il bambino nel processo di selezione e preparazione dei cibi quando possibile per incoraggiare l'indipendenza e l'autonomia alimentare.

9. **Monitora eventuali reazioni**: Presta attenzione alle reazioni del bambino durante e dopo i pasti. Osserva eventuali segni di allergie alimentari o problemi digestivi e consulta il pediatra se noti qualcosa di preoccupante.

Seguendo queste tecniche, puoi rendere l'introduzione dei primi cibi solidi un'esperienza positiva e piacevole per il tuo bambino durante lo svezzamento.

5 Progressione e Variazione della Dieta

La progressione e la variazione della dieta durante lo svezzamento sono fondamentali per garantire che il tuo bambino riceva una vasta gamma di nutrienti e sviluppi un palato diversificato. Ecco alcune linee guida per gestire la progressione e la variazione della dieta del tuo bambino:

1. **Introduzione graduale degli alimenti**: Introduci nuovi alimenti uno alla volta e attendi alcuni giorni prima di introdurne un altro. Questo ti permetterà di monitorare eventuali reazioni allergiche o problemi digestivi che potrebbero sorgere e identificare facilmente il cibo responsabile.

2. **Variazione dei sapori e delle consistenze**: Offri al tuo bambino una varietà di cibi con diversi sapori, consistenze e colori. Questo aiuterà a stimolare l'interesse del bambino per il cibo e a sviluppare un palato diversificato. Prova cibi dolci, salati, amari e acidi, nonché cibi morbidi, croccanti e croccanti.

3. **Introduzione di nuovi alimenti**: Una volta che il bambino ha familiarità con una varietà di alimenti base, puoi iniziare a introdurre cibi più complessi e ricchi di nutrienti, come verdure a foglia verde scuro, frutti di mare, carne, legumi e cereali

integrali. Assicurati di adattare la consistenza e la preparazione degli alimenti alle capacità del tuo bambino.

4. **Esplorazione di combinazioni di cibi**: Prova a combinare diversi cibi per creare pasti nutrienti e gustosi per il tuo bambino. Ad esempio, puoi mescolare verdure con cereali integrali o proteine, o aggiungere frutta a yogurt o cereali per la colazione.

5. **Monitoraggio delle preferenze del bambino**: Osserva i cibi che il tuo bambino preferisce e quelli che rifiuta. Cerca di includere i cibi preferiti del bambino nella sua dieta quotidiana, ma continua anche a offrire cibi che il bambino potrebbe non aver gradito in passato, poiché le preferenze alimentari dei bambini possono cambiare nel tempo.

6. **Adattamento alle esigenze del bambino**: Adatta la dieta del tuo bambino in base alle sue esigenze individuali, compresi eventuali allergie alimentari, intolleranze o preferenze personali. Consulta il pediatra o un nutrizionista pediatrico se hai domande o preoccupazioni riguardo alla dieta del tuo bambino.

7. **Continua l'allattamento al seno o con formula**: Continua a offrire al tuo bambino latte materno o formula durante il periodo di svezzamento, poiché fornisce nutrienti essenziali e sostiene la crescita e lo sviluppo del bambino. L'allattamento dovrebbe

continuare fino a quando sia il bambino che la madre sono pronti a smettere.

Assicurati di mantenere una dieta equilibrata e nutriente per il tuo bambino, che includa una varietà di alimenti provenienti da tutti i gruppi alimentari. Una dieta variegata e ricca di nutrienti durante lo svezzamento può contribuire a garantire una crescita e uno sviluppo sani del bambino.

Ampliamento dell'assortimento di alimenti

Ampliare l'assortimento di alimenti durante lo svezzamento è importante per garantire che il tuo bambino riceva una vasta gamma di nutrienti e sviluppi un palato diversificato. Ecco alcuni suggerimenti per ampliare l'assortimento di alimenti nella dieta del tuo bambino:

1. **Introduzione di nuove verdure e frutta**: Prova a introdurre una varietà di verdure e frutta nella dieta del tuo bambino. Oltre alle verdure e alla frutta che hai già offerto, prova ad aggiungere altre opzioni come spinaci, broccoli, cavoli, zucca, mango, papaya, mirtilli e melograno.

2. **Esplorazione di proteine diverse**: Oltre alla carne, al pesce e ai latticini, prova a introdurre altre fonti di proteine nella dieta del tuo bambino. Ad esempio, puoi offrire legumi come fagioli, lenticchie e ceci, oppure alimenti proteici a base vegetale come tofu, tempeh e seitan.

3. **Variazione dei cereali e dei carboidrati**: Prova

a offrire una varietà di cereali e carboidrati nella dieta del tuo bambino. Oltre ai cereali per bambini, puoi introdurre altri cereali integrali come quinoa, farro, orzo e bulgur, così come pane integrale, pasta integrale, riso integrale e patate dolci.

4. **Esplorazione di latticini e alternative non casearie**: Oltre al latte e allo yogurt, prova a introdurre altre fonti di latticini nella dieta del tuo bambino, come formaggio fresco e ricotta. Se il bambino mostra segni di intolleranza al lattosio o se preferisci evitare i latticini, considera alternative non casearie come latte di mandorle, latte di soia, yogurt di cocco o formaggio vegetale.

5. **Sperimentazione con erbe e spezie**: Sperimenta con l'aggiunta di erbe e spezie nella preparazione dei pasti del tuo bambino. Le erbe e le spezie possono aggiungere sapore e interesse ai cibi senza l'aggiunta di sale o zucchero. Alcune opzioni da considerare includono prezzemolo, basilico, menta, origano, cannella, zenzero e curcuma.

6. **Introduzione di alimenti a pezzi**: Una volta che il tuo bambino è in grado di masticare e inghiottire cibi solidi, puoi introdurre alimenti a pezzi nella dieta del bambino. Prova ad offrire piccoli pezzi di verdura cotta, frutta morbida, formaggio a cubetti,

carne o pesce sminuzzato e altri cibi adatti alla masticazione del bambino.

7. **Esplorazione di piatti internazionali**: Prova a introdurre al tuo bambino piatti e cibi provenienti da diverse culture e tradizioni culinarie. Questo può espandere ulteriormente il palato del tuo bambino e incoraggiarlo a sperimentare una varietà di sapori e cucine.

Assicurati di adattare l'assortimento di alimenti alle preferenze e alle esigenze individuali del tuo bambino, e di consultare il pediatra o un nutrizionista pediatrico se hai domande o preoccupazioni riguardo alla dieta del tuo bambino.

Risposte del bambino agli alimenti nuovi

Le risposte del bambino agli alimenti nuovi durante lo svezzamento possono variare notevolmente da un bambino all'altro. Ecco alcuni comportamenti comuni che potresti osservare e come

gestirli:

1. **Interesse**: Alcuni bambini possono mostrare un forte interesse per i nuovi alimenti e possono essere entusiasti di provarli. Possono aprire la bocca, allungare le braccia verso il cibo e fare rumori di contentezza mentre mangiano. In questo caso, continua a offrire una varietà di cibi sani e nutriente per incoraggiare la loro curiosità e interesse per il cibo.

2. **Rifiuto**: Altri bambini possono mostrare resistenza o rifiutare i nuovi cibi. Possono chiudere la bocca, respingere il cibo con le mani o il viso e fare smorfie o versi di disgusto. Se il tuo bambino rifiuta un nuovo cibo, non insistere e non forzarlo a mangiarlo. Invece, rispetta le sue preferenze e prova a offrire il cibo in un altro momento o in una diversa preparazione.

3. **Espressioni facciali**: Le espressioni facciali del bambino possono darti indizi sul suo gusto per un cibo. Se il bambino fa smorfie o espressioni di disgusto mentre mangia un certo cibo, potrebbe non gradirlo. D'altra parte, se sorride, ride o sembra

soddisfatto mentre mangia, potrebbe piacergli quel cibo.

4. **Gioco con il cibo**: Molti bambini esplorano il cibo toccandolo, schiacciandolo e lanciandolo. Questo comportamento è normale e fa parte del processo di apprendimento del bambino. Assicurati di fornire al tuo bambino alimenti sicuri da maneggiare e supervisionare attentamente durante i pasti.

5. **Reazioni allergiche o intolleranze**: Presta attenzione a eventuali reazioni allergiche o intolleranze alimentari mentre introduci nuovi cibi nella dieta del tuo bambino. Segnali come eruzione cutanea, gonfiore del viso, difficoltà respiratorie o diarrea potrebbero indicare un'allergia alimentare o un'intolleranza. Se noti uno di questi segni, interrompi immediatamente il cibo sospetto e consulta il pediatra.

6. **Consistenza e testura**: Alcuni bambini possono preferire una consistenza o una testura particolare nei cibi. Potrebbero preferire cibi lisci e purè o cibi morbidi e sminuzzati rispetto a cibi solidi o a pezzi.

Osserva le preferenze del tuo bambino e adatta la consistenza dei cibi di conseguenza.

In generale, è importante rispettare le preferenze alimentari del tuo bambino e offrire una varietà di cibi sani e nutrienti per promuovere una sana alimentazione e uno sviluppo sano. Se hai preoccupazioni riguardo alle reazioni del tuo bambino agli alimenti nuovi, non esitare a consultare il pediatra per ricevere consigli e assistenza.

Considerazioni sulla consistenza e sulla quantità

Quando si tratta di svezzamento e introduzione di alimenti solidi per il tuo bambino, è importante prendere in considerazione sia la consistenza che la quantità degli alimenti offerti. Ecco alcune considerazioni su entrambi gli aspetti:

1. **Consistenza**:

   - **Gradualità**: All'inizio dello svezzamento, la consistenza dei cibi dovrebbe essere morbida e liscia per evitare il rischio di soffocamento. Puoi iniziare con purea di frutta, verdura o cereali per bambini, e poi passare a cibi schiacciati o sminuzzati man mano che il bambino diventa più abile nel mangiare cibi solidi.

   - **Adattamento alle capacità del bambino**: Assicurati che la consistenza dei cibi sia adatta alle capacità del tuo bambino. Osserva la sua capacità di masticare e deglutire e adatta la consistenza dei cibi di conseguenza. Alcuni bambini potrebbero preferire cibi lisci e purè, mentre altri potrebbero gradire cibi con pezzi più grandi o più solidi.

   - **Progressione**: Con il tempo, puoi progressivamente aumentare la consistenza dei cibi offerti al tuo bambino. Ad esempio, puoi passare da purea a pezzetti morbidi o a cibi tagliati in piccole porzioni che il bambino può afferrare e mangiare con le mani.

2. **Quantità**:

- **Piccole porzioni**: Inizia offrendo al tuo bambino piccole porzioni di cibo solido durante i pasti. Questo gli darà la possibilità di esplorare il cibo e di sviluppare le sue capacità di masticazione e deglutizione senza sentirsi sopraffatto.

- **Rispetta i segnali di sazietà**: Osserva i segnali di sazietà del tuo bambino e rispetta la sua capacità di regolare l'assunzione di cibo. Se il bambino mostra segni di sazietà o perde interesse per il cibo durante il pasto, non insistere e rispetta la sua voglia di smettere di mangiare.

- **Frequenza dei pasti**: Offri al tuo bambino pasti regolari durante la giornata, ma non forzare il cibo se il bambino non è interessato o non ha fame. Il numero di pasti solidi al giorno può aumentare gradualmente man mano che il bambino cresce e sviluppa un appetito più grande.

È importante ricordare che ogni bambino è un individuo unico e potrebbe avere esigenze e preferenze individuali quando si tratta di consistenza e quantità di cibo. Osserva attentamente il tuo bambino e adatta la sua dieta alle sue esigenze e capacità individuali. Se hai domande o preoccupazioni, non esitare a consultare il pediatra per ricevere consigli e supporto.

Considerazioni sulla consistenza e sulla quantità

Affrontare le difficoltà e le allergie alimentari durante lo svezzamento è un aspetto importante della cura del tuo bambino. Ecco alcuni suggerimenti su come gestire queste situazioni:

1. **Difficoltà con la nuova consistenza o con il

cibo**:

- Se il tuo bambino mostra resistenza o difficoltà nel mangiare cibi solidi o con una consistenza diversa, prova a offrirli in modo graduale e incoraggia il bambino a esplorare il cibo con le mani.

- Offri cibi con diverse consistenze e testure per vedere se il bambino mostra preferenze specifiche.

- Sii paziente e non forzare il bambino a mangiare. Rispetta il suo ritmo e le sue preferenze.

2. **Allergie alimentari**:

- Osserva attentamente il tuo bambino per eventuali segni di reazioni allergiche dopo l'introduzione di un nuovo cibo. Questi segni possono includere eruzione cutanea, gonfiore del viso, difficoltà respiratorie o diarrea.

- Se sospetti che il tuo bambino abbia un'allergia alimentare, interrompi immediatamente il cibo sospetto e consulta il pediatra.

- Se il pediatra conferma un'allergia alimentare, collabora con lui per sviluppare un piano d'azione per gestire l'allergia e per evitare il cibo in questione nella dieta del bambino.

- Potrebbe essere necessario consultare un allergologo o un nutrizionista per ricevere consigli e supporto aggiuntivi sulla gestione dell'allergia alimentare del tuo bambino.

3. **Intolleranze alimentari**:

- Le intolleranze alimentari possono causare sintomi gastrointestinali come diarrea, crampi addominali o gonfiore dopo l'assunzione di determinati alimenti.

- Se sospetti che il tuo bambino abbia un'intolleranza alimentare, tieni un diario alimentare e nota eventuali sintomi dopo l'assunzione di determinati cibi.

- Consulta il pediatra per una valutazione e per determinare se sia necessario effettuare test specifici per confermare l'intolleranza alimentare.

- Se viene confermata un'intolleranza alimentare, collabora con il pediatra o un nutrizionista per sviluppare una dieta appropriata che eviti i cibi che causano i sintomi.

In entrambi i casi, è importante educare te stesso e gli altri caregiver del bambino sugli alimenti da evitare e sui segni di reazione allergica o intolleranza alimentare. Mantieni sempre un ambiente sicuro per il tuo bambino evitando i cibi a cui è allergico o intollerante. Con il supporto del pediatra e di altri professionisti sanitari, potrai gestire efficacemente le difficoltà e le allergie alimentari del tuo bambino e garantire che riceva una dieta sicura e nutriente.

6. Affrontare le Difficoltà e le Allergie Alimentari

Affrontare le difficoltà e le allergie alimentari durante lo svezzamento è un aspetto cruciale per garantire la salute e il benessere del tuo bambino. Ecco alcuni suggerimenti su come affrontare queste sfide:

1. **Riconoscere i segni di allergie alimentari**:

- Sii consapevole dei segni comuni di allergie alimentari, come eruzioni cutanee, gonfiore del viso, difficoltà respiratorie, vomito o diarrea.

- Osserva attentamente il tuo bambino dopo l'introduzione di un nuovo cibo e cerca segni di reazioni avverse.

2. **Consultare un pediatra o un allergologo**:

- Se sospetti che il tuo bambino abbia un'allergia alimentare, consulta immediatamente un pediatra o un allergologo.

- Il medico può aiutare a identificare l'allergene specifico e sviluppare un piano di gestione dell'allergia.

3. **Effettuare test diagnostici**:

- Il medico potrebbe raccomandare test diagnostici, come test cutanei o test del sangue, per confermare l'allergia alimentare.

- Questi test possono aiutare a identificare gli alimenti responsabili delle reazioni allergiche e a determinare il grado di gravità dell'allergia.

4. **Evitare gli allergeni alimentari**:

- Una volta identificati gli alimenti allergenici, elimina completamente questi cibi dalla dieta del tuo bambino.

- Assicurati di leggere attentamente le etichette degli alimenti e di essere consapevole degli ingredienti nascosti che potrebbero contenere l'allergene.

5. **Creare un piano alimentare alternativo**:

- Lavora con un dietista o un nutrizionista per sviluppare un piano alimentare alternativo che soddisfi le esigenze nutrizionali del tuo bambino senza includere gli allergeni alimentari.

- Assicurati che il piano alimentare alternativo fornisca una varietà di nutrienti essenziali per sostenere la crescita e lo sviluppo del bambino.

6. **Educare la famiglia e gli altri caregiver**:

- Assicurati che familiari, amici e caregiver siano consapevoli delle allergie alimentari del tuo bambino e delle precauzioni necessarie per evitare gli allergeni.

- Fornisci istruzioni chiare su cosa evitare e su come gestire eventuali reazioni allergiche in caso di emergenza.

7. **Monitorare attentamente la dieta del bambino**:

- Monitora attentamente la dieta del tuo bambino per garantire che non vengano ingeriti accidentalmente gli alimenti allergenici.

- Mantieni un diario alimentare per registrare gli alimenti consumati e eventuali reazioni avverse.

8. **Essere preparati per le emergenze**:

- Assicurati di avere sempre a disposizione un piano d'azione per le emergenze in caso di reazioni allergiche gravi.

- Tieni con te farmaci antistaminici o epinefrina autoiniettabile (se prescritta dal medico) e sappi come usarli correttamente in caso di emergenza.

Affrontare le difficoltà e le allergie alimentari richiede pazienza, vigilanza e collaborazione con professionisti sanitari esperti. Assicurati di essere sempre preparato e di fornire un ambiente sicuro e nutriente per il tuo bambino.

• Segni di allergie alimentari

Ecco alcuni dei segni più comuni di allergie alimentari nei bambini:

1. **Reazioni cutanee**:

   - Eruzioni cutanee, come orticaria (puntini rossi pruriginosi o piatti sulla pelle) o dermatite atopica (secchezza, prurito e arrossamento della pelle).

2. **Problemi gastrointestinali**:

- Nausea, vomito, diarrea, crampi addominali o dolore addominale.

3. **Problemi respiratori**:

- Tosse, respiro sibilante, congestione nasale, starnuti frequenti o difficoltà respiratorie.

4. **Gonfiore del viso e delle labbra**:

- Gonfiore del viso, delle labbra, della lingua o della gola.

5. **Reazioni gravi**:

- Anafilassi: una reazione allergica grave che coinvolge più sistemi del corpo e può essere potenzialmente letale. I segni di anafilassi includono difficoltà respiratorie, gonfiore della gola, perdita di coscienza, pressione sanguigna bassa e rapido aumento del battito cardiaco.

6. **Sintomi sistemici**:

   - Prurito generalizzato, sensazione di bruciore o formicolio sulla pelle, stanchezza e mal di testa.

È importante notare che i sintomi possono variare da persona a persona e da reazione a reazione. Alcuni bambini possono mostrare solo sintomi lievi, mentre altri possono avere reazioni più gravi. Inoltre, i sintomi di un'allergia alimentare possono manifestarsi entro pochi minuti dall'ingestione dell'alimento allergenico, ma in alcuni casi possono verificarsi anche ore dopo.

Se sospetti che il tuo bambino abbia un'allergia alimentare, consulta immediatamente un medico per una valutazione completa. Un allergologo può confermare l'allergia attraverso test diagnostici appropriati e fornire un piano di gestione personalizzato per evitare gli alimenti responsabili delle reazioni allergiche. Presta particolare attenzione ai sintomi gravi o di anafilassi e cerca assistenza medica immediata in caso di emergenza.

Come prevenire le allergie alimentari

La prevenzione delle allergie alimentari nei bambini è un argomento di grande interesse e attenzione nella comunità medica e scientifica. Sebbene non esista un modo garantito per prevenire completamente le allergie alimentari, ci sono alcune strategie che possono essere utili nel ridurre il rischio di sviluppare tali allergie:

1. **Allattamento al seno esclusivo per i primi sei

mesi**: L'allattamento al seno esclusivo per almeno sei mesi può contribuire a ridurre il rischio di sviluppare allergie alimentari nei bambini. Il latte materno contiene sostanze nutritive e anticorpi che aiutano a proteggere il sistema immunitario del bambino.

2. **Introduzione graduale di cibi solidi**: Quando arriva il momento dello svezzamento, introduci gradualmente i nuovi cibi solidi uno alla volta e in piccole quantità. Questo permette al sistema immunitario del bambino di adattarsi gradualmente ai nuovi alimenti e riduce il rischio di reazioni allergiche.

3. **Introduzione precoce di allergeni alimentari**: Secondo alcune linee guida recenti, l'introduzione precoce di allergeni alimentari comuni come arachidi, uova, latte, pesce e frutti di mare potrebbe ridurre il rischio di sviluppare allergie alimentari nei bambini ad alto rischio. Tuttavia, è importante consultare il pediatra prima di introdurre allergeni alimentari e di farlo solo quando il bambino è pronto per lo svezzamento.

4. **Monitorare la dieta materna durante l'allattamento**: Se una madre allatta al seno e ha una storia familiare di allergie alimentari, potrebbe essere consigliabile che eviti di consumare determinati alimenti allergenici, come arachidi, frutta a guscio o pesce, durante l'allattamento.

5. **Promuovere uno stile di vita sano**: Mantenere uno stile di vita sano e una dieta equilibrata durante la gravidanza e l'allattamento può contribuire a sostenere il sistema immunitario del bambino e ridurre il rischio di allergie alimentari.

6. **Evitare l'esposizione a fumo di tabacco**: Evitare l'esposizione del bambino al fumo di tabacco durante la gravidanza e dopo la nascita può aiutare a proteggere il sistema immunitario del bambino e ridurre il rischio di allergie alimentari.

È importante sottolineare che queste strategie

possono ridurre il rischio di allergie alimentari, ma non possono eliminarlo completamente. Se hai domande o preoccupazioni riguardo alle allergie alimentari del tuo bambino, consulta sempre un pediatra o un allergologo per una valutazione appropriata e per ricevere consigli personalizzati.

Consigli per affrontare le difficoltà durante lo svezzamento

Affrontare le difficoltà durante lo svezzamento può essere una sfida, ma ci sono diverse strategie che puoi adottare per rendere questo processo più agevole e positivo per te e per il tuo bambino. Ecco alcuni consigli utili:

1. **Pazienza e flessibilità**: Lo svezzamento può richiedere del tempo e il tuo bambino potrebbe avere bisogno di un po' di tempo per abituarsi ai nuovi sapori e alle nuove consistenze dei cibi solidi. Sii paziente e flessibile, e lascia che il tuo bambino esplori e sperimenti a proprio ritmo.

2. **Offri cibi nutrienti e vari**: Assicurati di offrire al tuo bambino una varietà di cibi nutrienti e bilanciati. Include frutta, verdura, cereali integrali, proteine magre e latticini nella sua dieta per garantire che riceva tutti i nutrienti di cui ha bisogno per crescere e svilupparsi in modo sano.

3. **Rispetta i segnali di fame e sazietà**: Osserva i segnali di fame e sazietà del tuo bambino e rispetta i suoi bisogni. Se il tuo bambino mostra segni di sazietà o non è interessato al cibo, non forzarlo a mangiare. Allo stesso modo, se il tuo bambino è affamato, offrigli cibo aggiuntivo o uno spuntino sano.

4. **Crea un ambiente positivo per i pasti**: Fai dei pasti un'esperienza piacevole e positiva per il tuo bambino. Crea un ambiente tranquillo e senza distrazioni durante i pasti e cerca di rendere il momento del pasto un'occasione sociale e divertente per tutta la famiglia.

5. **Coinvolgi il tuo bambino nella preparazione dei

pasti**: Coinvolgi il tuo bambino nella preparazione dei pasti quando è possibile. Lascia che ti aiuti a lavare le verdure, mescolare gli ingredienti o preparare semplici piatti. Questo può aumentare il suo interesse per il cibo e renderlo più propenso a provare nuovi sapori.

6. **Sperimenta con diverse consistenze e sapori**: Sperimenta con diverse consistenze e sapori di cibo per trovare quelli che il tuo bambino preferisce. Prova a offrire cibi con diverse consistenze, come purè, pezzetti morbidi e cibi a pezzi, e sperimenta con l'aggiunta di erbe e spezie per aggiungere sapore ai piatti.

7. **Sii consapevole dei segnali di allergie alimentari**: Osserva attentamente il tuo bambino per eventuali segni di allergie alimentari, come eruzioni cutanee, gonfiore del viso, difficoltà respiratorie o diarrea, e consultare immediatamente un medico se sospetti un'allergia alimentare.

8. **Ricorda di avere sempre una buona igiene**: Assicurati di lavare sempre le mani prima di preparare il cibo del tuo bambino e di mantenere

puliti gli utensili e le superfici di lavoro. Ridurre il rischio di contaminazione crociata può aiutare a prevenire le infezioni alimentari e le reazioni avverse.

Con un approccio paziente, consapevole e attento, puoi affrontare le difficoltà durante lo svezzamento e garantire che il tuo bambino sviluppi un rapporto positivo con il cibo e impari a mangiare in modo sano e equilibrato.

7. Sviluppo delle Abilità Alimentari

Lo sviluppo delle abilità alimentari è un processo importante per i bambini durante lo svezzamento e oltre. Questo processo implica l'apprendimento di come mangiare in modo sicuro, efficace e piacevole. Ecco alcuni aspetti chiave dello sviluppo delle abilità alimentari nei bambini:

1. **Sviluppo motorio orale**: Il bambino inizia a sviluppare le abilità motorie orali necessarie per mangiare cibi solidi. Ciò include il controllo della lingua, delle labbra e delle guance per spostare il

cibo nella bocca e per masticare e deglutire in modo efficace.

2. **Capacità di auto-alimentazione**: Con il tempo, il bambino impara a prendere cibo con le mani e a portarlo alla bocca da solo. Questo è un importante passo verso l'indipendenza alimentare e il bambino inizia a sperimentare la consistenza e il gusto dei cibi in modo diretto.

3. **Masticazione efficace**: Il bambino sviluppa la capacità di masticare in modo efficace, passando dai cibi morbidi e schiacciati a cibi più solidi e a pezzi. Questo processo richiede coordinazione tra la lingua, le mascelle e i denti.

4. **Esplorazione sensoriale**: Durante lo svezzamento, i bambini sperimentano una varietà di sapori, consistenze, colori e odori attraverso il cibo. Questa esperienza sensoriale aiuta a sviluppare il gusto e la preferenza per una vasta gamma di alimenti.

5. **Accettazione del cibo**: Con l'esposizione ripetuta a una varietà di cibi, i bambini imparano ad accettare e ad apprezzare una vasta gamma di alimenti. È importante continuare a offrire una varietà di cibi sani e nutrienti per promuovere una sana alimentazione.

6. **Sensazione di sazietà**: I bambini imparano a riconoscere i segnali di fame e sazietà e a regolare l'assunzione di cibo di conseguenza. Questo aiuta a sviluppare abitudini alimentari sane e a prevenire problemi come l'eccesso di peso o l'obesità.

7. **Sicurezza alimentare**: I bambini imparano a mangiare in modo sicuro, evitando rischi come il soffocamento o l'ingerimento di cibi contaminati. È importante monitorare attentamente i bambini durante i pasti e offrire cibi adatti alla loro età e abilità.

Per favorire lo sviluppo delle abilità alimentari nei bambini, è importante offrire un ambiente sicuro e positivo per i pasti, essere pazienti e incoraggiare l'esplorazione e l'indipendenza alimentare. L'aspetto principale è quello di offrire una vasta gamma di cibi sani e nutrienti e di creare un'esperienza piacevole e positiva intorno al cibo.

Migliorare l'autonomia durante i pasti

Per migliorare l'autonomia durante i pasti, è importante incoraggiare e supportare il bambino nel processo di apprendimento e sviluppo delle abilità alimentari. Ecco alcuni suggerimenti pratici per favorire l'autonomia durante i pasti:

1. **Offri cibi adatti all'età e alla capacità del bambino**: Scegli cibi che sono facili da afferrare e manipolare con le mani, come pezzetti di frutta o verdura morbidi, fette di pane tostato o formaggio tagliato a cubetti. Assicurati che i cibi siano tagliati in pezzi piccoli e sicuri per evitare il rischio di soffocamento.

2. **Fornisci utensili e stoviglie adatte**: Offri al bambino utensili e stoviglie adatte alla sua età e abilità. Inizia con cucchiai e forchette di plastica o silicone morbido che sono facili da impugnare e maneggiare. Puoi anche utilizzare piatti e tazze antiscivolo per evitare che scivolino durante i pasti.

3. **Incoraggia l'auto-alimentazione**: Incoraggia il bambino a prendere cibo con le mani e a portarlo alla bocca da solo. Fornisci cibi che sono facili da afferrare e manipolare, e permetti al bambino di esplorare e sperimentare con il cibo in modo indipendente.

4. **Sii paziente e lascia che il bambino faccia esperienza**: Lascia che il bambino esplori e sperimenti con il cibo durante i pasti, anche se ciò significa che il pasto potrebbe diventare un po' più disordinato. Sii paziente e sostieni il bambino nel suo processo di apprendimento e sviluppo delle abilità alimentari.

5. **Fornisci opportunità di scelta**: Offri al bambino

una varietà di cibi sani e nutrienti tra cui scegliere durante i pasti. Consentire al bambino di fare scelte riguardo ai cibi che mangia può aiutare a promuovere un senso di autonomia e controllo durante i pasti.

6. **Coinvolgi il bambino nella preparazione dei pasti**: Coinvolgi il bambino nella preparazione dei pasti quando è possibile. Lascia che ti aiuti a lavare le verdure, mescolare gli ingredienti o preparare semplici piatti. Questo può aumentare il suo interesse per il cibo e renderlo più propenso a provare nuovi sapori.

7. **Celebra i successi e incoraggia l'impegno**: Fai complimenti al bambino per i suoi sforzi durante i pasti e incoraggialo a continuare a praticare e migliorare le sue abilità alimentari. Sii positivo e ottimista e fai del pasto un'esperienza divertente e positiva per il bambino.

In generale, è importante creare un ambiente

positivo e supportivo durante i pasti e fornire al bambino opportunità di sviluppare autonomia e indipendenza nel processo di alimentazione. Sii paziente, flessibile e aperto a sperimentare con diverse strategie per migliorare l'autonomia del bambino durante i pasti.

Introduzione dei pasti familiari

L'introduzione dei pasti familiari è un passo importante nello sviluppo delle abilità alimentari e sociali del bambino. Ecco alcuni consigli su come introdurre i pasti familiari in modo efficace:

1. **Inizia gradualmente**: Se il tuo bambino non è abituato ai pasti familiari, inizia gradualmente introducendo un pasto alla volta. Ad esempio, potresti iniziare con la cena e poi espandere gradualmente ai pasti colazione e pranzo.

2. **Scegli un momento appropriato**: Scegli un momento in cui sia possibile riunire tutta la

famiglia intorno al tavolo senza distrazioni. Cerca di mantenere un ambiente calmo e rilassato durante i pasti.

3. **Coinvolgi il bambino nella preparazione**: Coinvolgi il tuo bambino nella preparazione dei pasti familiari quando è possibile. Lascia che ti aiuti a preparare semplici piatti o a mettere la tavola. Questo può aumentare il suo interesse per il cibo e renderlo più propenso a partecipare ai pasti familiari.

4. **Fai del pasto un'esperienza positiva**: Fai del pasto un'esperienza piacevole e positiva per tutta la famiglia. Fai conversazione leggera, racconta storie divertenti o gioca a giochi durante i pasti per rendere l'esperienza più divertente e coinvolgente per il bambino.

5. **Offri una varietà di cibi sani**: Assicurati di offrire una varietà di cibi sani e nutrienti durante i pasti familiari. Sperimenta con diverse ricette

e sapori per mantenere il pasto interessante e soddisfare i gusti di tutti i membri della famiglia.

6. **Fornisci un esempio positivo**: Fornisci un esempio positivo di comportamento alimentare durante i pasti familiari. Mangia cibi sani e bilanciati, mostra apprezzamento per il cibo e incoraggia il bambino a fare lo stesso.

7. **Rendi il pasto un'occasione sociale**: Fai del pasto un'occasione sociale per la famiglia, incoraggiando la condivisione di esperienze, pensieri e sentimenti. Questo può aiutare a rafforzare i legami familiari e promuovere un ambiente positivo intorno al cibo.

8. **Sii paziente e flessibile**: Sii paziente e flessibile durante l'introduzione dei pasti familiari. Il bambino potrebbe richiedere del tempo per abituarsi a questa nuova routine e potrebbe essere necessario sperimentare diverse strategie per rendere i pasti familiari un'esperienza positiva per tutti.

Introdurre i pasti familiari può essere un'opportunità per creare ricordi duraturi e stabilire abitudini alimentari sane per tutta la famiglia. Sii creativo, paziente e aperto a sperimentare con diversi approcci per rendere i pasti familiari un'esperienza positiva e piacevole per tutti.

Promuovere una relazione positiva con il cibo

Promuovere una relazione positiva con il cibo è fondamentale per il benessere emotivo e fisico del bambino. Ecco alcuni modi per incoraggiare una relazione sana e positiva con il cibo:

1. **Creare un ambiente positivo durante i pasti**: Fai dei pasti un'esperienza piacevole e rilassante per tutta la famiglia. Crea un ambiente tranquillo e senza distrazioni durante i pasti e incoraggia conversazioni positive e leggere.

2. **Offrire una varietà di cibi nutrienti**: Assicurati di offrire al bambino una varietà di cibi sani e nutrienti, tra cui frutta, verdura, cereali integrali, proteine magre e latticini. Questo può aiutare il bambino a sviluppare una dieta equilibrata e a imparare ad apprezzare una vasta gamma di sapori e consistenze.

3. **Incoraggiare l'esplorazione e l'avventura**: Incoraggia il bambino a esplorare e sperimentare con il cibo. Offri una varietà di cibi e permetti al bambino di toccare, annusare, gustare e sperimentare con il cibo in modo indipendente.

4. **Evitare etichette negative sul cibo**: Evita di usare parole negative o critiche riguardo al cibo o al peso del bambino. Invece, concentra l'attenzione sulle qualità positive del cibo e sull'importanza di mangiare in modo sano e bilanciato per il benessere generale.

5. **Modello comportamenti alimentari sani**: Fornisci un esempio positivo di comportamento

alimentare mangiando cibi sani e bilanciati e mostrando apprezzamento per il cibo. Evita di parlare negativamente del tuo corpo o del cibo di fronte al bambino.

6. **Incoraggia l'ascolto dei segnali di fame e sazietà**: Insegna al bambino a riconoscere e a rispondere ai segnali del proprio corpo riguardo alla fame e alla sazietà. Incentiva il bambino a mangiare quando ha fame e a fermarsi quando si sente sazio.

7. **Coinvolgi il bambino nella preparazione dei pasti**: Coinvolgi il bambino nella preparazione dei pasti quando è possibile. Lascia che ti aiuti a lavare le verdure, mescolare gli ingredienti o preparare semplici piatti. Questo può aumentare il suo interesse per il cibo e renderlo più propenso a provare nuovi sapori.

8. **Favorire un ambiente positivo intorno al cibo**: Celebra i successi e gli sforzi del bambino durante i pasti e fai del pasto un'esperienza divertente e piacevole per tutta la famiglia. Evita di imporre regole rigide o di fare del cibo una fonte di stress o conflitto.

Promuovere una relazione positiva con il cibo è un processo continuo che richiede pazienza, impegno e sostegno da parte dei genitori e dei caregiver. Con un approccio amorevole, rispettoso e consapevole, è possibile aiutare il bambino a sviluppare una sana relazione con il cibo che durerà per tutta la vita.

8 Sostenere lo Svezzamento nel Contesto Moderno

Sostenere lo svezzamento nel contesto moderno richiede una combinazione di approcci tradizionali e risorse moderne per garantire un processo sicuro, sano e soddisfacente per il bambino e per la famiglia. Ecco alcuni modi per sostenere lo svezzamento nel contesto moderno:

1. **Accesso a informazioni aggiornate**: Assicurati di avere accesso a informazioni aggiornate e basate su evidenze scientifiche sullo svezzamento e sull'alimentazione

infantile. Utilizza risorse affidabili come siti web di organizzazioni mediche o pediatri, libri recenti e app specializzate per genitori.

2. **Comunità online di genitori**: Sfrutta le comunità online di genitori per condividere esperienze, consigli e risorse sullo svezzamento. Gruppi su piattaforme di social media o forum dedicati alla genitorialità possono essere preziosi per ottenere supporto e risposte alle domande sullo svezzamento.

3. **App per la gestione del cibo**: Utilizza app specializzate per la gestione del cibo del bambino, che possono aiutare a monitorare l'introduzione di nuovi cibi, registrare le preferenze alimentari e tenere traccia del consumo di nutrienti. Queste app possono essere utili per mantenere un registro accurato del progresso dello svezzamento.

4. **Servizi di consulenza online**: Approfitta dei servizi di consulenza online offerti da pediatri,

nutrizionisti o esperti di svezzamento. Molte piattaforme offrono sessioni di consulenza online o tramite videochiamata, che possono essere utili per ottenere consigli personalizzati e risposte alle domande sui bisogni specifici del tuo bambino.

5. **Alimenti biologici e opzioni sostenibili**: Considera l'opzione di utilizzare alimenti biologici e opzioni sostenibili durante lo svezzamento del tuo bambino. L'acquisto di alimenti biologici può aiutare a ridurre l'esposizione ai pesticidi e agli additivi chimici, mentre l'uso di opzioni sostenibili come i prodotti locali può contribuire a ridurre l'impatto ambientale.

6. **Risorse per la preparazione dei pasti**: Sfrutta le risorse moderne per la preparazione dei pasti, come robot da cucina multifunzione, frullatori ad alta potenza e sterilizzatori per biberon. Questi strumenti possono semplificare la preparazione di cibi per lo svezzamento e garantire che siano sicuri e nutrienti per il tuo bambino.

7. **Monitoraggio della crescita e dello sviluppo**: Utilizza app o dispositivi moderni per monitorare la crescita e lo sviluppo del tuo bambino durante lo svezzamento. App per la registrazione delle misurazioni antropometriche o dispositivi per il monitoraggio del sonno possono essere utili per tenere traccia del progresso del bambino e individuare eventuali segni di preoccupazione.

Sostenere lo svezzamento nel contesto moderno significa integrare le risorse tradizionali con gli strumenti e le tecnologie disponibili oggi per garantire un processo di alimentazione sicuro, sano e gratificante per il bambino e per la famiglia.

Sfide e opportunità dello svezzamento

nel 2024

Nel 2024, lo svezzamento presenta sia sfide che opportunità nel contesto della società moderna. Ecco alcuni punti da considerare:

Sfide:

1. **Informazioni contrastanti**: Con l'abbondanza di informazioni disponibili online e attraverso i social media, i genitori possono essere confusi dalle opinioni contrastanti su quando, come e cosa introdurre durante lo svezzamento. Ciò può portare a decisioni difficili e incertezza riguardo alla migliore pratica alimentare per il loro bambino.

2. **Cibi processati e convenienza**: La facilità di accesso ai cibi processati e confezionati può incoraggiare l'uso di alimenti ad alto contenuto di zuccheri, sale e grassi saturi durante lo svezzamento.

Questo può influenzare negativamente le abitudini alimentari del bambino e aumentare il rischio di obesità e malattie croniche nel lungo termine.

3. **Ambiente alimentare obesogeno**: Il crescente ambiente alimentare obesogeno, caratterizzato dalla presenza onnipresente di cibi ad alto contenuto calorico, può influenzare negativamente le scelte alimentari del bambino durante lo svezzamento. La disponibilità di cibi non salutari può rendere difficile per i genitori promuovere una dieta equilibrata e sana.

Opportunità:

1. **Accesso a informazioni e risorse**: Grazie alle tecnologie moderne, i genitori hanno accesso a una vasta gamma di informazioni e risorse riguardanti lo svezzamento. App specializzate, siti web affidabili e comunità online possono fornire supporto, consigli e informazioni aggiornate per aiutare i genitori a prendere decisioni informate sulla dieta del loro bambino.

2. **Scelta di cibi sani e sostenibili**: In molti contesti, c'è un crescente interesse per l'adozione di una dieta sana e sostenibile per i bambini durante lo svezzamento. I genitori possono scegliere cibi biologici, locali e stagionali per promuovere la salute del bambino e ridurre l'impatto ambientale della loro dieta.

3. **Promozione dell'educazione alimentare**: Lo svezzamento offre un'opportunità unica per promuovere l'educazione alimentare fin dalla prima infanzia. I genitori possono insegnare al bambino l'importanza di una dieta equilibrata, incoraggiare la sperimentazione con una varietà di cibi e promuovere abitudini alimentari sane che dureranno per tutta la vita.

4. **Sostenere la diversità alimentare**: Con una maggiore consapevolezza della diversità culturale e culinaria, i genitori possono esplorare una vasta gamma di cibi durante lo svezzamento e introdurre il bambino a sapori e tradizioni alimentari provenienti da diverse culture e paesi. Ciò può promuovere una mentalità aperta verso il cibo e aumentare la probabilità che il bambino accetti una

varietà di alimenti.

Affrontare le sfide dello svezzamento nel 2024 richiederà un approccio olistico che tenga conto dei cambiamenti nella società e delle nuove risorse disponibili, mentre sfrutta le opportunità per promuovere una dieta sana, sostenibile ed educativa per i bambini fin dalla prima infanzia.

Utilizzo di tecnologie e risorse online

L'utilizzo di tecnologie e risorse online può essere estremamente utile durante lo svezzamento, offrendo ai genitori accesso a informazioni, supporto e strumenti pratici. Ecco alcuni modi in cui le tecnologie e le risorse online possono essere sfruttate durante lo svezzamento:

1. **App per lo svezzamento**: Esistono numerose app progettate appositamente per aiutare i genitori durante lo svezzamento. Queste app possono includere ricette per bambini, guide per l'introduzione di nuovi cibi, strumenti per la pianificazione dei pasti e registri per tenere traccia dei progressi del bambino durante lo svezzamento.

2. **Siti web e forum online**: I siti web dedicati alla genitorialità e ai forum online possono essere preziosi per ottenere consigli, supporto e informazioni da altri genitori che stanno attraversando lo stesso processo di svezzamento. È possibile trovare comunità online in cui condividere esperienze, fare domande e ricevere risposte da persone che hanno già affrontato le sfide dello svezzamento.

3. **Video tutorial e guide online**: Ci sono molti video tutorial e guide online disponibili che forniscono istruzioni dettagliate su come

preparare cibi per lo svezzamento, introducendo gradualmente nuovi alimenti e incoraggiando l'auto-alimentazione. Questi video possono essere utili per i genitori che desiderano un supporto visivo e pratico durante lo svezzamento del loro bambino.

4. **Risorse di educazione alimentare**: I genitori possono accedere a risorse online che forniscono informazioni sull'educazione alimentare per i bambini, inclusi consigli su come promuovere una sana relazione con il cibo, incoraggiare una dieta equilibrata e prevenire problemi legati all'alimentazione come l'obesità infantile.

5. **Siti web affidabili di organizzazioni mediche**: Molte organizzazioni mediche, come l'Organizzazione Mondiale della Sanità (OMS) o l'American Academy of Pediatrics (AAP), offrono risorse online affidabili e basate su evidenze scientifiche per i genitori che affrontano lo svezzamento. Questi siti web possono fornire linee guida, raccomandazioni e informazioni sulla salute e la nutrizione del bambino.

6. **Servizi di consulenza online**: I genitori possono

beneficiare dei servizi di consulenza online offerti da pediatri, nutrizionisti o esperti di svezzamento. Questi servizi consentono ai genitori di ottenere consulenza personalizzata e risposte alle domande specifiche sullo svezzamento del loro bambino, senza la necessità di recarsi fisicamente presso un ufficio medico.

Utilizzare tecnologie e risorse online durante lo svezzamento può essere estremamente vantaggioso, consentendo ai genitori di ottenere supporto, informazioni e consigli pratici per garantire un processo di alimentazione sicuro, sano e gratificante per il loro bambino. Tuttavia, è importante fare riferimento a fonti affidabili e basate su evidenze scientifiche per ottenere informazioni accurate e aggiornate.

Coinvolgimento della famiglia e della comunità

Il coinvolgimento della famiglia e della comunità durante lo svezzamento è fondamentale per fornire un sostegno emotivo, sociale e pratico ai genitori mentre introducono nuovi cibi nella dieta del bambino. Ecco alcuni modi per coinvolgere la famiglia e la comunità durante lo svezzamento:

1. **Coinvolgimento dei familiari più anziani**: Spesso, i nonni e gli altri membri più anziani della famiglia hanno una vasta esperienza nell'alimentazione infantile e possono offrire preziosi consigli e supporto ai genitori durante lo svezzamento. Coinvolgere i familiari più anziani può anche rafforzare i legami familiari e creare un senso di comunità intorno al bambino.

2. **Condivisione di ricette e tradizioni alimentari**: Le tradizioni alimentari familiari possono essere una fonte di ispirazione durante lo svezzamento. Condividere ricette di famiglia e tradizioni alimentari può arricchire l'esperienza dello svezzamento del bambino e promuovere un senso di identità culturale e familiare.

3. **Gruppi di supporto dei genitori**: Unirsi a gruppi di supporto dei genitori locali o online può essere estremamente utile durante lo svezzamento. Questi

gruppi offrono un luogo per condividere esperienze, consigli e risorse con altri genitori che stanno attraversando la stessa fase di crescita dei loro bambini.

4. **Partecipazione a corsi di educazione parentale**: I corsi di educazione parentale possono fornire ai genitori informazioni e competenze pratiche su come affrontare lo svezzamento in modo sicuro e sano. Questi corsi spesso includono sessioni su nutrizione infantile, introduzione di cibi solidi e tecniche di alimentazione.

5. **Eventi comunitari e attività di sensibilizzazione**: Le organizzazioni comunitarie possono organizzare eventi e attività di sensibilizzazione sull'alimentazione infantile per educare i genitori e fornire loro risorse e supporto. Questi eventi possono includere sessioni di informazione su alimentazione e nutrizione, dimostrazioni di cucina per bambini e attività di gioco per promuovere l'interesse per il cibo sano.

6. **Supporto dai pediatri e dai professionisti della salute**: Coinvolgere i pediatri e altri

professionisti della salute durante lo svezzamento può essere estremamente utile per ottenere consigli personalizzati e supporto. I pediatri possono monitorare la crescita e lo sviluppo del bambino e fornire consulenza sui bisogni nutrizionali specifici del bambino durante questa fase di crescita.

Coinvolgere la famiglia e la comunità durante lo svezzamento può rendere l'esperienza più gratificante e sostenibile per i genitori e il bambino. Condividere le sfide e le gioie dello svezzamento con gli altri può contribuire a ridurre lo stress e aumentare la fiducia dei genitori mentre navigano attraverso questa fase di crescita e sviluppo del bambino.

9. Approfondimenti sull'Alimentazione Infantile

L'alimentazione infantile è un argomento complesso che coinvolge diversi aspetti della salute e del benessere dei bambini. Ecco alcuni approfondimenti sull'alimentazione

infantile:

1. **Nutrizione nei primi 1000 giorni**: I primi 1000 giorni di vita di un bambino, che includono il periodo dalla gravidanza fino ai due anni di età, sono cruciali per lo sviluppo fisico, cognitivo e emotivo. Durante questo periodo, l'alimentazione gioca un ruolo fondamentale nel determinare la salute a lungo termine del bambino.

2. **Importanza dell'allattamento al seno**: L'allattamento al seno fornisce al neonato una nutrizione ottimale e offre numerosi benefici per la salute, compresa la protezione contro le infezioni, il sostegno dello sviluppo cognitivo e la riduzione del rischio di malattie croniche. Le organizzazioni mondiali, come l'OMS e l'UNICEF, raccomandano l'allattamento esclusivo al seno per i primi sei mesi di vita e il mantenimento dell'allattamento fino a due anni o oltre, insieme a cibi solidi appropriati.

3. **Introduzione di cibi solidi**: L'introduzione di cibi solidi, o lo svezzamento, avviene solitamente intorno ai 6 mesi di età. Durante questo periodo, i genitori devono gradualmente introdurre una

varietà di cibi solidi nella dieta del bambino, iniziando con alimenti facili da digerire e privi di allergeni comuni. È importante seguire le linee guida sull'introduzione dei cibi solidi per ridurre il rischio di soffocamento e allergie alimentari.

4. **Promozione di una dieta equilibrata**: Una dieta equilibrata per i bambini dovrebbe includere una varietà di cibi provenienti da tutti i gruppi alimentari, compresi frutta, verdura, cereali integrali, proteine magre e latticini. I genitori devono assicurarsi che i loro bambini ricevano tutti i nutrienti essenziali per sostenere la crescita e lo sviluppo ottimali.

5. **Prevenzione delle allergie alimentari**: Negli ultimi anni, c'è stata un'attenzione crescente sulla prevenzione delle allergie alimentari nei bambini. Le linee guida attuali raccomandano l'introduzione tempestiva e graduale di alimenti ad alto rischio di allergie, come arachidi e uova, nella dieta del bambino per ridurre il rischio di sviluppare allergie alimentari.

6. **Ruolo dei genitori nell'educazione alimentare**:

I genitori giocano un ruolo fondamentale nell'educare i loro figli sull'alimentazione sana e nell'incoraggiare abitudini alimentari positive fin dalla prima infanzia. Promuovere un ambiente alimentare sano a casa, coinvolgere i bambini nella preparazione dei pasti e offrire un esempio positivo di comportamento alimentare sono tutti modi per promuovere una sana relazione con il cibo.

Questi sono solo alcuni dei numerosi aspetti dell'alimentazione infantile che meritano attenzione. È importante che i genitori si informino e consultino i professionisti della salute per garantire che i loro figli ricevano una nutrizione adeguata e supporto durante tutte le fasi della crescita e dello sviluppo.

Approfondimenti sulla ricerca recente

La ricerca recente sull'alimentazione infantile continua a fornire nuove intuizioni e raccomandazioni per migliorare la salute e il benessere dei bambini. Ecco alcuni approfondimenti basati sulla ricerca più recente:

1. **Introduzione precoce di allergeni**: Studi recenti hanno evidenziato l'importanza dell'introduzione precoce e graduale di allergeni alimentari comuni, come arachidi, uova, latte e pesce, nella dieta dei neonati. Si è dimostrato che l'introduzione precoce di questi allergeni può ridurre il rischio di sviluppare allergie alimentari.

2. **Ruolo del microbioma intestinale**: La ricerca ha evidenziato il ruolo critico del microbioma intestinale nel sostenere la salute digestiva e immunitaria dei bambini. La composizione del microbioma intestinale può essere influenzata dalla dieta durante i primi anni di vita e può avere implicazioni per la salute a lungo termine.

3. **Importanza della diversità alimentare**: Studi hanno dimostrato che una maggiore diversità alimentare nella dieta dei bambini è associata a una migliore salute metabolica e a un ridotto rischio di sviluppare obesità e altre malattie croniche. Promuovere una dieta ricca di una vasta gamma di cibi può contribuire a sostenere la salute generale dei bambini.

4. **Impatto degli alimenti ultraprocessati**: Ricerche recenti hanno evidenziato gli effetti negativi degli alimenti ultraprocessati sulla salute dei bambini, incluso un aumento del rischio di obesità, diabete e altre malattie croniche. Ridurre il consumo di alimenti ultraprocessati e promuovere una dieta basata su cibi integrali e non processati può contribuire a migliorare la salute dei bambini.

5. **Ruolo dell'ambiente alimentare**: La ricerca ha evidenziato l'importanza dell'ambiente alimentare in cui crescono i bambini, compresi fattori come l'accessibilità a cibi sani, la pubblicità alimentare e le politiche alimentari a livello comunitario. Promuovere un ambiente alimentare sano può sostenere le scelte alimentari positive e ridurre il rischio di malattie legate all'alimentazione.

6. **Strategie per promuovere abitudini alimentari sane**: Studi hanno esplorato diverse strategie per promuovere abitudini alimentari sane nei bambini, compresi l'educazione alimentare, l'implementazione di politiche alimentari nelle scuole e nella comunità, e l'adozione di interventi basati sulla famiglia per migliorare la dieta e lo stile

di vita.

Questi sono solo alcuni esempi degli approfondimenti più recenti sulla ricerca sull'alimentazione infantile. È importante continuare a monitorare e adattare le pratiche di alimentazione in base alle ultime scoperte scientifiche al fine di garantire la salute e il benessere ottimali dei bambini.

Trend e pratiche emergenti nel 2024

Nel 2024, diverse tendenze e pratiche emergenti nell'alimentazione infantile stanno guadagnando popolarità e attenzione. Ecco alcuni trend e pratiche che si stanno sviluppando:

1. **Introduzione precoce di alimenti allergenici**: Ci sono crescenti prove a sostegno dell'introduzione

precoce di alimenti allergenici comuni, come arachidi, uova e pesce, nella dieta dei bambini per ridurre il rischio di sviluppare allergie alimentari. Questa pratica è diventata sempre più diffusa e supportata dalle linee guida pediatriche.

2.   **Alimentazione guidata dal bambino**: L'alimentazione guidata dal bambino, o BLW (Baby-Led Weaning), sta diventando sempre più popolare. Questa pratica coinvolge il bambino nell'auto-alimentazione fin dai primi mesi di vita, consentendogli di esplorare cibi solidi e sviluppare abilità motorie e di coordinazione.

3. **Alimenti a base vegetale**: C'è un crescente interesse per l'introduzione di alimenti a base vegetale nella dieta dei bambini, sia per motivi etici che ambientali, oltre ai potenziali benefici per la salute. Molte famiglie stanno esplorando opzioni come la dieta vegetariana o vegana per i loro bambini e cercano modi creativi per integrare frutta, verdura, legumi e cereali integrali nella loro alimentazione.

4. **Utilizzo di alimenti funzionali**: Gli alimenti

funzionali, arricchiti con ingredienti che offrono benefici aggiuntivi per la salute, stanno diventando sempre più popolari tra i genitori. Ad esempio, cibi arricchiti con probiotici per favorire la salute digestiva o con omega-3 per sostenere lo sviluppo cognitivo possono essere scelti come parte della dieta dei bambini.

5. **Sperimentazione con cucine etniche**: Le famiglie stanno sempre più sperimentando con cucine etniche e internazionali per introdurre una varietà di sapori e ingredienti nella dieta dei loro bambini. Piatti provenienti da culture diverse possono offrire una gamma più ampia di nutrienti e stimolare il palato dei bambini, incoraggiandoli a essere avventurosi con il cibo.

6. **Focus sulla sostenibilità**: C'è un crescente interesse per l'alimentazione sostenibile e l'impatto ambientale delle scelte alimentari delle famiglie. Molte famiglie stanno cercando di ridurre il consumo di carne e latticini di origine animale, optando invece per opzioni a base vegetale e cercando cibi provenienti da fonti sostenibili e locali.

Questi sono solo alcuni dei trend e delle pratiche emergenti nell'alimentazione infantile nel 2024. È importante che i genitori rimangano informati e critici riguardo a queste tendenze, scegliendo ciò che è meglio per la salute e il benessere dei loro bambini in base alle loro esigenze individuali e alle raccomandazioni dei professionisti della salute.

Risorse aggiuntive per genitori e caregiver

Oltre alle tendenze emergenti e alle pratiche comuni nell'alimentazione infantile, ci sono numerose risorse aggiuntive disponibili per genitori e caregiver che desiderano supporto e informazioni durante lo svezzamento e oltre. Ecco alcune risorse utili:

1. **Libri e guide specializzate**: Ci sono numerosi libri e guide specializzate sull'alimentazione infantile scritti da esperti nel campo della pediatria, della nutrizione e della genitorialità. Queste risorse offrono informazioni dettagliate sullo svezzamento, la nutrizione infantile e la promozione di abitudini alimentari sane.

2. **Siti web affidabili**: Esistono molti siti web affidabili gestiti da organizzazioni mediche e istituzioni accademiche che forniscono informazioni e risorse sull'alimentazione infantile. Siti come l'American Academy of Pediatrics (AAP), l'Organizzazione Mondiale della Sanità (OMS) e BabyCenter offrono guide informative, articoli e consigli pratici per i genitori.

3. **App per genitori**: Ci sono numerose app disponibili per genitori e caregiver che forniscono supporto e informazioni durante lo svezzamento e oltre. Queste app possono includere tracker di alimentazione, registri di crescita, ricette per bambini, consigli di esperti e forum di discussione con altri genitori.

4. **Gruppi di supporto online e comunità**: Unirsi a gruppi di supporto online o partecipare a comunità locali di genitori può essere estremamente utile per condividere esperienze, ricevere consigli pratici e ottenere supporto emotivo durante lo svezzamento e oltre. Ci sono numerosi gruppi e forum dedicati alla genitorialità su piattaforme di social media e siti web.

5. **Corsi di educazione parentale**: Partecipare a corsi di educazione parentale presso centri per la genitorialità, ospedali o organizzazioni locali può fornire ai genitori informazioni pratiche e competenze su come affrontare lo svezzamento, la nutrizione infantile e altre sfide legate alla genitorialità.

6. **Consulenza professionale**: In caso di domande o preoccupazioni specifiche riguardo all'alimentazione del bambino, i genitori possono cercare consulenza da pediatri, nutrizionisti o dietisti specializzati nell'infanzia. Questi professionisti possono offrire consulenza personalizzata e risposte alle domande specifiche dei genitori.

Queste sono solo alcune delle risorse aggiuntive disponibili per genitori e caregiver che desiderano supporto e informazioni durante lo svezzamento e oltre. È importante utilizzare una combinazione di risorse affidabili e cercare supporto quando necessario per garantire una transizione sicura e sana verso una dieta solida per il bambino.

10. Lo Svezzamento Come Esperienza Empatica e Condivisa

Lo svezzamento può essere un'esperienza empatica e condivisa sia per il bambino che per i genitori o i caregiver. Ecco perché:

1. **Condivisione di momenti speciali**: Lo svezzamento offre l'opportunità per genitori e bambini di condividere momenti speciali insieme

intorno al tavolo da pranzo. Questi momenti non solo aiutano il bambino a sviluppare una relazione positiva con il cibo, ma anche a costruire legami emotivi con i genitori attraverso l'esperienza condivisa di esplorare nuovi sapori e testare nuove consistenze.

2. **Empatia nell'osservazione dei segnali del bambino**: Durante lo svezzamento, i genitori sviluppano una maggiore empatia nell'osservare i segnali del bambino riguardo a cosa gradisce, cosa non gradisce e quando è sazio. Questa consapevolezza dell'espressione e del comportamento del bambino aiuta i genitori a rispondere alle sue esigenze in modo empatico e sensibile, promuovendo una relazione di fiducia reciproca.

3. **Supporto e incoraggiamento reciproco**: Lo svezzamento può essere una sfida per entrambi, sia per il bambino che impara a mangiare cibi solidi per la prima volta, sia per i genitori che navigano attraverso questo nuovo territorio della genitorialità. Il supporto reciproco e l'incoraggiamento sono fondamentali per affrontare le sfide e celebrare i successi lungo il percorso dello svezzamento.

4. **Promozione della condivisione dei pasti**: Condividere i pasti in famiglia è un'esperienza importante che va oltre il semplice atto di nutrirsi. Durante lo svezzamento, i genitori possono incoraggiare la condivisione dei pasti come momento per connettersi, comunicare e rafforzare i legami familiari attraverso la condivisione di cibo e conversazioni.

5. **Rafforzamento dei legami familiari**: Lo svezzamento offre un'opportunità unica per i genitori di essere coinvolti attivamente nella crescita e nello sviluppo del loro bambino. Attraverso l'empatia, la comprensione e il sostegno reciproco durante questo periodo di transizione, i genitori possono rafforzare i legami familiari e creare ricordi preziosi che dureranno per tutta la vita.

In definitiva, lo svezzamento può essere un'esperienza empatica e condivisa che consente ai genitori e ai bambini di crescere insieme, imparando l'un l'altro e costruendo relazioni significative basate sull'amore, sulla comprensione e sull'empatia.

Importanza dell'empatia durante lo svezzamento

L'empatia riveste un ruolo fondamentale durante lo svezzamento, poiché aiuta i genitori a comprendere e rispondere alle esigenze emotive e fisiche del loro bambino mentre si affronta questa fase di transizione. Ecco perché l'empatia è così importante durante lo svezzamento:

1. **Comunicazione non verbale del bambino**: Durante lo svezzamento, il bambino può non essere in grado di esprimere verbalmente le proprie esigenze o preferenze alimentari. L'empatia consente ai genitori di interpretare la

comunicazione non verbale del bambino, come espressioni facciali, comportamenti e segnali di sazietà, aiutandoli a capire quando il bambino è pronto per nuovi cibi o quando ha bisogno di essere consolato durante momenti di frustrazione o sconforto.

2. **Ascolto attivo**: Essere empatici durante lo svezzamento significa praticare l'ascolto attivo, ossia prestare attenzione alle esigenze e alle reazioni del bambino senza giudizio o preconcetti. Questo permette ai genitori di rispondere in modo sensibile alle richieste del bambino e di adattare l'approccio allo svezzamento in base alle sue necessità individuali.

3. **Rispetto per il ritmo del bambino**: Ogni bambino ha il proprio ritmo e stile di apprendimento. Essere empatici durante lo svezzamento significa rispettare il ritmo del bambino e consentirgli di esplorare i cibi solidi nel modo che meglio si adatta alle sue capacità e preferenze. Questo promuove una relazione positiva con il cibo e riduce lo stress associato al processo di svezzamento.

4. **Affrontare le sfide con pazienza e comprensione**: Lo svezzamento può essere un periodo di transizione difficile sia per il bambino che per i genitori. Essere empatici consente ai genitori di affrontare le sfide e le frustrazioni che possono sorgere durante questo periodo con pazienza e comprensione, aiutando il bambino a sentirsi sostenuto e sicuro mentre impara a mangiare cibi solidi.

5. **Promuovere un'esperienza positiva con il cibo**: L'empatia durante lo svezzamento contribuisce a creare un ambiente positivo intorno al cibo, dove il bambino si sente compreso, accettato e supportato mentre esplora nuovi sapori e consistenze. Questo può avere un impatto duraturo sulla sua relazione con il cibo e sulla sua salute e benessere a lungo termine.

In definitiva, l'empatia durante lo svezzamento consente ai genitori di connettersi emotivamente con il loro bambino, di rispondere alle sue esigenze in modo sensibile e di promuovere una relazione positiva con il cibo che favorisca la crescita e lo sviluppo sano del bambino.

Ruolo dei genitori e dei caregiver nel sostenere il bambino

Il ruolo dei genitori e dei caregiver nel sostenere il bambino durante lo svezzamento è cruciale per garantire una transizione fluida e positiva verso una dieta solida. Ecco alcuni modi in cui genitori e caregiver possono sostenere il bambino durante lo svezzamento:

1. **Osservare i segnali del bambino**: I genitori e i caregiver devono essere attenti ai segnali del bambino riguardo alla sua fame, sazietà, gradimento e disagio durante il pasto. Questo significa essere consapevoli delle espressioni facciali del bambino, del suo comportamento e dei suoi segnali di fame o sazietà per rispondere in modo adeguato alle sue esigenze.

2. **Creare un ambiente positivo intorno al cibo**: È importante creare un ambiente positivo intorno al cibo durante lo svezzamento. Ciò include fornire un'atmosfera rilassata e piacevole durante i pasti, evitare di forzare il bambino a mangiare quando non ha fame e incoraggiare l'esplorazione e l'interesse per il cibo in modo giocoso e divertente.

3. **Offrire una varietà di cibi e sapori**: Genitori e caregiver dovrebbero offrire al bambino una varietà di cibi e sapori durante lo svezzamento per aiutarlo a sviluppare una dieta equilibrata e una preferenza per alimenti sani. Questo include la presentazione di frutta, verdura, cereali integrali, proteine e latticini in modi creativi e invitanti.

4. **Essere pazienti e flessibili**: Lo svezzamento può essere un processo graduale e può richiedere tempo per il bambino adattarsi ai cibi solidi. Genitori e caregiver devono essere pazienti e flessibili durante questo periodo, rispettando il ritmo del bambino e adattando l'approccio allo svezzamento in base alle sue esigenze e preferenze individuali.

5. **Fornire un modello positivo di comportamento alimentare**: I genitori e i caregiver svolgono un ruolo importante nel fornire un modello positivo di comportamento alimentare per il bambino. Ciò include fare pasti sani e nutrienti insieme, mostrare entusiasmo e interesse per il cibo e evitare comportamenti alimentari negativi o restrittivi che potrebbero influenzare il bambino in modo negativo.

6. **Essere informati e preparati**: Infine, è importante che genitori e caregiver siano ben informati e preparati riguardo all'alimentazione infantile e allo svezzamento. Ciò include comprendere le linee guida sull'introduzione dei cibi solidi, le pratiche di sicurezza alimentare e i segnali di allergie alimentari, nonché essere pronti ad affrontare eventuali sfide o preoccupazioni che possono sorgere durante il processo di svezzamento.

In definitiva, il ruolo dei genitori e dei caregiver nel sostenere il bambino durante lo svezzamento è quello di fornire un ambiente positivo e di supporto che favorisca una relazione sana con il cibo e promuova una crescita e uno sviluppo ottimali del bambino.

Creare un ambiente positivo e amorevole durante i pasti

Creare un ambiente positivo e amorevole durante i pasti è fondamentale per favorire una relazione sana con il cibo e promuovere una nutrizione ottimale. Ecco alcuni modi per creare un ambiente positivo e amorevole durante i pasti:

1. **Pianificare i pasti in famiglia**: Cerca di pianificare i pasti in modo che tutta la famiglia possa sedersi insieme e condividere il momento del pasto. Questo crea un'opportunità per connettersi, comunicare e condividere esperienze mentre si mangia.

2. **Creare un'atmosfera rilassata**: Assicurati che l'ambiente intorno al tavolo da pranzo sia rilassato e piacevole. Evita le distrazioni come la televisione o i

dispositivi elettronici e crea un'atmosfera tranquilla in cui i membri della famiglia possano concentrarsi sul cibo e sulla compagnia reciproca.

3. **Favorire la conversazione positiva**: Durante i pasti, incoraggia la conversazione positiva e coinvolgente tra i membri della famiglia. Parla di argomenti leggeri e interessanti e cerca di mantenere un tono positivo e accogliente durante la conversazione.

4. **Coinvolgere i bambini nella preparazione dei pasti**: Coinvolgere i bambini nella preparazione dei pasti può essere un modo divertente per promuovere un'esperienza positiva con il cibo. Lascia che i bambini partecipino alla scelta dei cibi, alla preparazione delle ricette e alla messa in tavola, incoraggiandoli a essere creativi e sperimentare con nuovi sapori e ingredienti.

5. **Evitare la pressione sui bambini a mangiare**: Evita di mettere pressione sui bambini a mangiare una certa quantità di cibo o a finire tutto nel piatto. Invece, lascia che i bambini ascoltino i loro segnali di fame e sazietà e rispetta le loro preferenze

alimentari individuali.

6. **Celebrare i successi e gli sforzi**: Sottolinea e celebra i successi e gli sforzi dei bambini durante i pasti. Riconosci e complimentati con loro per provare nuovi cibi, per mangiare in modo sano o per partecipare attivamente alla conversazione durante i pasti.

7. **Essere pazienti e comprensivi**: Infine, sii paziente e comprensivo durante i pasti, specialmente se il bambino mostra resistenza o riluttanza a mangiare certi cibi. Rispetta il ritmo del bambino e offri sostegno e incoraggiamento mentre impara ad esplorare e apprezzare nuovi sapori e cibi.

Creare un ambiente positivo e amorevole durante i pasti non solo favorisce una relazione sana con il cibo, ma contribuisce anche a rafforzare i legami familiari e a promuovere il benessere emotivo e sociale dei membri della famiglia.

11. **Conclusioni e Prospettive Future**

In conclusione, lo svezzamento rappresenta un momento significativo nella vita di un bambino e nella dinamica familiare. È un periodo di transizione in cui il bambino inizia a esplorare cibi solidi e a sviluppare le proprie abilità alimentari, mentre i genitori e i caregiver si adattano a nuovi ruoli e responsabilità legate alla nutrizione del bambino. Durante questo processo, è fondamentale creare un ambiente positivo e amorevole durante i pasti, che favorisca una relazione sana con il cibo e promuova una crescita e uno sviluppo ottimali del bambino.

Guardando al futuro, ci sono diverse prospettive che

meritano considerazione:

1. **Continua ricerca e educazione**: La ricerca sull'alimentazione infantile continua a evolvere, fornendo nuove intuizioni e raccomandazioni per genitori e professionisti della salute. È importante rimanere informati su nuove scoperte e pratiche migliori per garantire una nutrizione ottimale durante lo svezzamento e oltre.

2. **Promozione della diversità alimentare**: Promuovere una dieta ricca di una vasta gamma di cibi e sapori è essenziale per garantire una nutrizione equilibrata e una preferenza per alimenti sani fin dalla prima infanzia. È importante continuare a educare genitori e caregiver sull'importanza della diversità alimentare e fornire risorse pratiche per incoraggiare una varietà di scelte alimentari.

3. **Sostenere l'empatia e la comprensione**: L'empatia e la comprensione sono fondamentali nel sostenere il bambino durante lo svezzamento e nel promuovere una relazione positiva con il cibo. È importante continuare a sottolineare l'importanza

di ascoltare e rispettare i segnali del bambino, essere pazienti e flessibili durante il processo di alimentazione e fornire un ambiente amorevole e accogliente durante i pasti.

4. **Integrazione di tecnologie e risorse online**: Le tecnologie e le risorse online possono essere utili strumenti per genitori e caregiver, offrendo accesso a informazioni, supporto e consigli pratici sull'alimentazione infantile. È importante integrare queste risorse in modo efficace nel sostegno alla nutrizione del bambino, mantenendo allo stesso tempo un equilibrio con l'interazione e il coinvolgimento familiare durante i pasti.

Guardando avanti, è essenziale continuare a impegnarsi per garantire che lo svezzamento sia un'esperienza positiva e gratificante per tutti i membri della famiglia, promuovendo la salute e il benessere del bambino fin dalla prima infanzia.

Riflessioni sull'esperienza di svezzamento nel 2024

Nel 2024, l'esperienza di svezzamento ha assunto un significato ancora più profondo e multidimensionale, riflettendo le tendenze e le sfide della società moderna. Ecco alcune riflessioni sull'esperienza di svezzamento nel contesto del 2024:

1. **Adattamento alle sfide moderne**: Con il cambiamento dei modelli familiari e dello stile di vita, i genitori si sono trovati ad adattare lo svezzamento alle sfide della vita moderna. Ciò potrebbe includere l'integrazione di strategie per gestire i pasti in movimento, la ricerca di alimenti convenienti ma salutari e la navigazione attraverso l'abbondanza di informazioni sull'alimentazione

disponibili online.

2. **Innovazioni tecnologiche e risorse digitali**: Nel 2024, l'uso di tecnologie e risorse digitali è diventato sempre più comune nel supportare lo svezzamento. App per smartphone, siti web e social media hanno fornito ai genitori accesso a informazioni, consigli e comunità di supporto online, contribuendo a ridurre l'isolamento e ad ampliare le conoscenze sulla nutrizione infantile.

3. **Rispetto per la diversità culturale ed etnica**: Con una crescente consapevolezza dell'importanza della diversità culturale ed etnica nell'alimentazione, i genitori nel 2024 hanno abbracciato una gamma più ampia di sapori e cucine tradizionali durante lo svezzamento. Questo ha portato a una maggiore apertura verso l'introduzione di cibi etnici e internazionali nella dieta dei bambini fin dalla prima infanzia.

4. **Fiducia nell'approccio basato sull'empatia**: Nel 2024, c'è stata una maggiore enfasi sull'approccio basato sull'empatia nell'alimentazione infantile, che ha incoraggiato i genitori a prestare attenzione ai

segnali del bambino, ad ascoltare le sue esigenze e a rispondere in modo sensibile e compassionevole. Questo approccio ha contribuito a creare un ambiente di sostegno durante lo svezzamento, promuovendo una relazione sana con il cibo e con i caregiver.

5. **Consapevolezza ambientale e sostenibilità**: Nel contesto delle preoccupazioni ambientali globali, i genitori nel 2024 hanno cercato di adottare pratiche alimentari più sostenibili durante lo svezzamento. Ciò includeva l'esplorazione di opzioni a base vegetale, l'acquisto di prodotti locali e biologici e la riduzione degli sprechi alimentari, promuovendo una dieta sana per il pianeta e per il bambino.

In definitiva, l'esperienza di svezzamento nel 2024 è stata caratterizzata da una combinazione di sfide e opportunità uniche della società contemporanea, riflettendo l'importanza di adattarsi e innovare per garantire una nutrizione ottimale e una crescita sana dei bambini.

Sviluppi futuri nell'alimentazione infantile

Guardando al futuro, ci sono diversi sviluppi che potrebbero plasmare l'alimentazione infantile nei prossimi anni:

1. **Avanzamenti nella ricerca sulla nutrizione infantile**: La ricerca continua a progredire nel campo della nutrizione infantile, portando a una migliore comprensione delle esigenze nutrizionali dei bambini in diverse fasi dello sviluppo. Questo potrebbe portare a raccomandazioni più precise e personalizzate per l'alimentazione dei bambini, tenendo conto di fattori come età, sesso, genetica e ambiente.

2. **Innovazioni tecnologiche per il monitoraggio e la valutazione**: Tecnologie come sensori indossabili, app per smartphone e dispositivi di monitoraggio remoto potrebbero essere utilizzate per monitorare l'alimentazione e la salute dei bambini in tempo reale. Questo potrebbe consentire ai genitori e ai caregiver di ottenere informazioni immediate sull'assunzione alimentare e il benessere del bambino, aiutandoli a prendere decisioni più informate sulla nutrizione.

3. **Sviluppo di alimenti funzionali per bambini**: Si prevede che ci sarà un aumento della disponibilità di alimenti funzionali progettati specificamente per i bambini, che offrono benefici aggiuntivi oltre alla semplice nutrizione. Questi alimenti potrebbero essere arricchiti con probiotici, prebiotici, omega-3, vitamine e minerali per sostenere la salute digestiva, immunitaria e cognitiva dei bambini.

4. **Approcci personalizzati all'alimentazione**: Con l'avanzamento della tecnologia e della scienza, potrebbero emergere approcci personalizzati all'alimentazione dei bambini, basati su fattori individuali come genetica, microbioma intestinale

e risposte metaboliche. Questi approcci potrebbero consentire ai genitori di adattare la dieta del loro bambino in base alle sue esigenze specifiche, ottimizzando la sua salute e il suo sviluppo.

5. **Sensibilizzazione ambientale e sostenibilità**: Con crescenti preoccupazioni ambientali, ci potrebbe essere una maggiore attenzione verso pratiche alimentari sostenibili e a basso impatto ambientale nell'alimentazione infantile. Questo potrebbe includere una maggiore promozione di diete a base vegetale, riduzione degli imballaggi e sostegno ai produttori locali e biologici.

In definitiva, il futuro dell'alimentazione infantile potrebbe essere caratterizzato da una combinazione di avanzamenti scientifici, innovazioni tecnologiche e un maggior impegno verso la sostenibilità e l'individualizzazione. Questi sviluppi potrebbero contribuire a garantire una nutrizione ottimale e una salute ottimale per i bambini di tutto il mondo.

Auguro a te una vita piena di gioia, amore e salute. Che ogni giorno tu possa crescere forte e felice, esplorando il mondo con curiosità e sorridendo con il cuore. Che tu possa essere circondato da persone che ti amano e ti sostengono in ogni passo del tuo viaggio. Che tu possa trovare sempre la felicità nelle piccole cose e la forza nei momenti difficili. Che tu possa seguire i tuoi sogni e realizzare tutto ciò che desideri. Che la vita ti riservi infinite avventure e meraviglie.